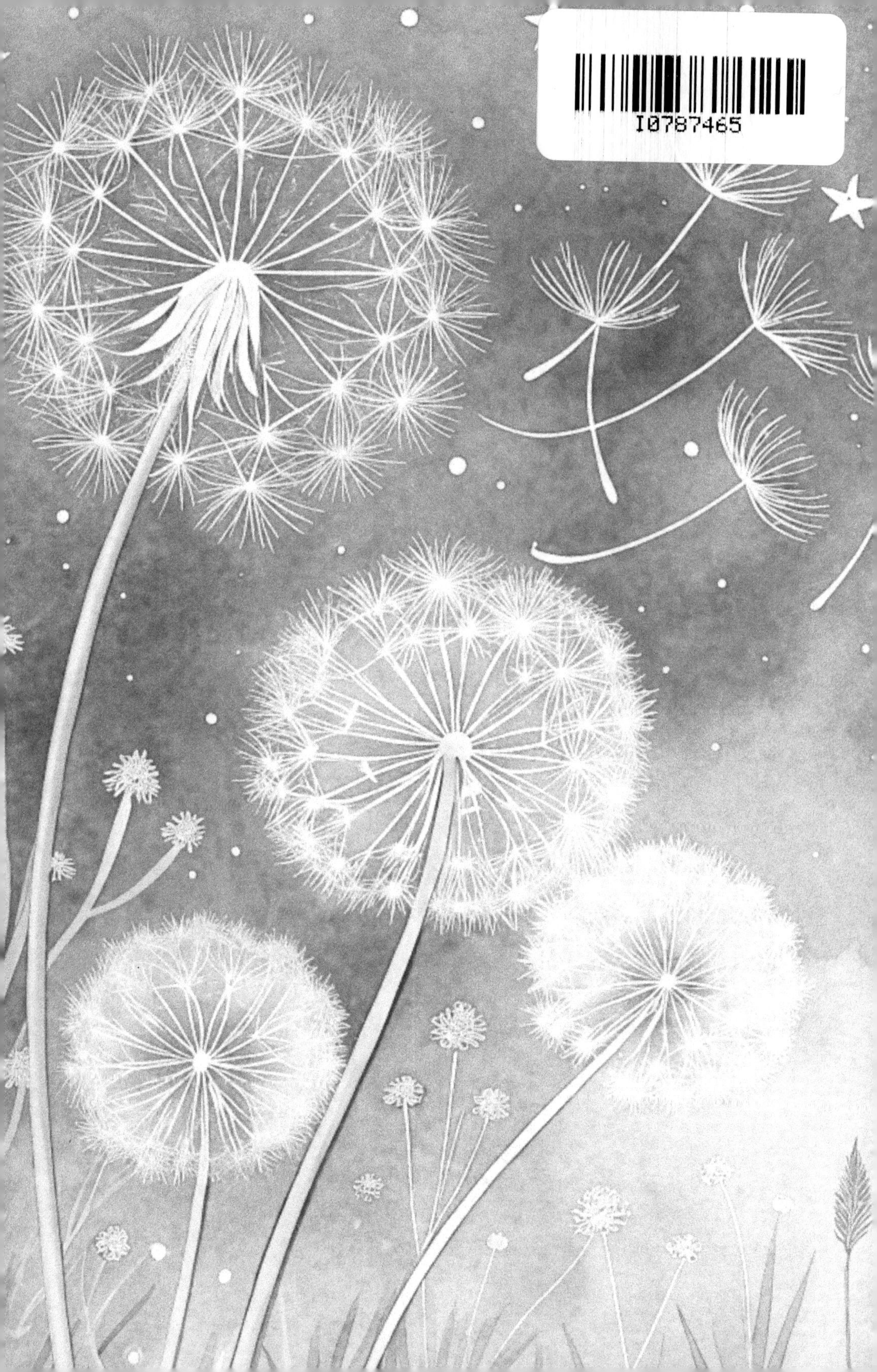
I0787465

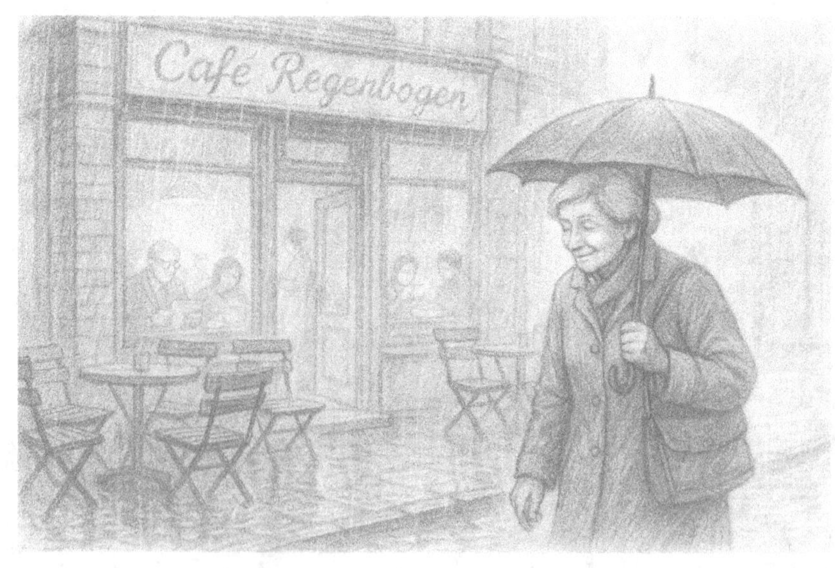

Café Regenbogen

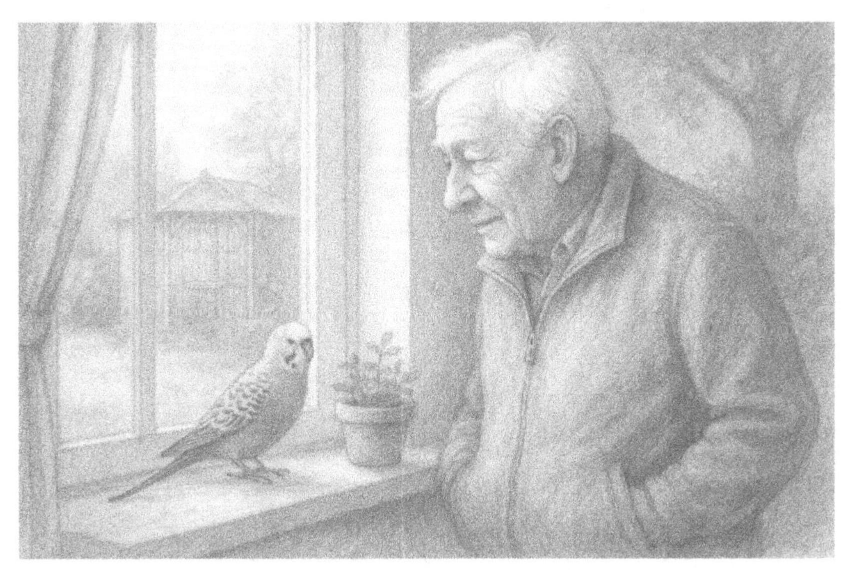

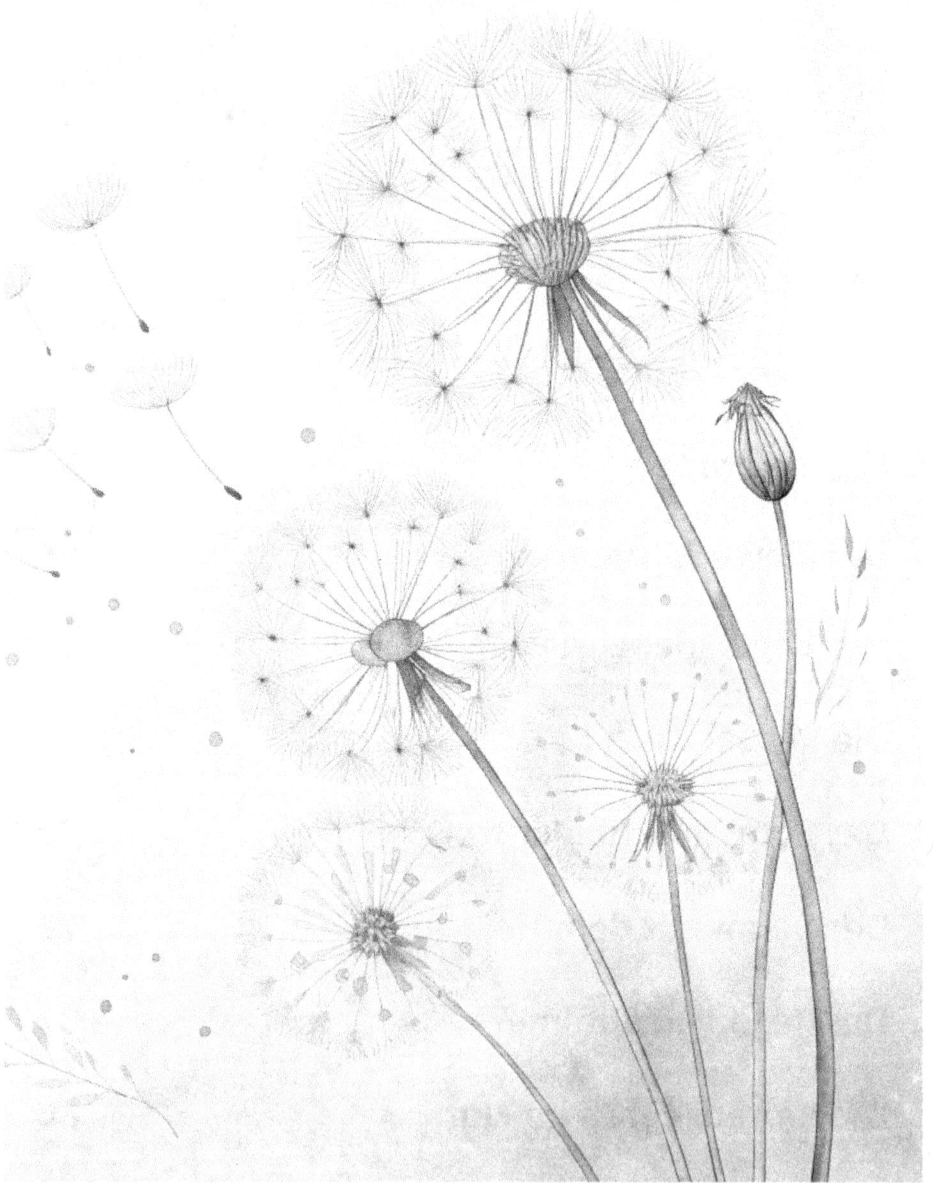

Die Holztruhe auf dem Dachboden

Der Dachboden war still.

Nur das leise Prasseln des Regens auf den Fensterscheiben war zu hören.

Der Raum roch nach Holz, Staub und ein wenig nach Apfelkuchen – der Duft stieg durch das offene Treppenhaus nach oben.

Eine Frau stieg langsam die alten Stufen hinauf.

Sie hatte den Dachboden lange nicht betreten. Die Stufen knarrten unter ihren Füßen, doch sie kannte sie gut.

Oben angekommen, blieb sie einen Moment stehen.

Ein einzelner Lichtstrahl fiel durch das kleine Fenster auf eine große, alte Holztruhe in der Ecke.

Die Truhe war aus dunklem Holz, mit runden Eisenbeschlägen.

Sie war nicht verschlossen.

Langsam trat sie näher, legte die Hand auf den Deckel und hob ihn vorsichtig an.

Ein wenig Staub stieg auf.

Drinnen lagen viele Dinge.

Sie wirkten alt – aber nicht bedeutungslos.

Ganz oben lag ein rot-weiß gestreifter Schal.
Weich, etwas ausgeblichen.
Als sie ihn anhob, fiel ein kleines Foto aus dem Stoff.
Darauf: Eine Frau mit einem dicken Schal, neben einem Schneemann.
Die Rückseite war beschrieben: *„Winter 1968 – der größte Schneemann im Dorf."*

Sie lächelte. Dann legte sie Schal und Foto behutsam beiseite. Darunter lag eine kleine Lokomotive aus Blech. Sie hob sie an. Das Spielzeug war leicht und kühl in der Hand.

Als sie es über den Rand der Truhe schob, quietschte es leise – ein vertrautes Geräusch.

Ein kleiner Zettel war darunter geklemmt: *„Opas Lieblingsspielzeug. Er hat sie heimlich mit in die Schule genommen."*

Die Frau atmete ruhig aus.
Sie erinnerte sich nicht an die Geschichte selbst.
Aber sie spürte, dass sie stimmte.

Neben der Lok lag eine hölzerne Flöte.
Feine Muster waren darin eingeritzt – Blumen, Vögel.

Sie hob sie an, hielt sie an die Lippen und blies
vorsichtig hinein.
Ein schiefer Ton erklang – aber er war freundlich,
nicht fremd.

Ein weiterer Zettel: *„Die Flöte aus dem
Sommerlager. Nach dem Abendessen wurde
gesungen."*

Die Frau ließ die Flöte auf den Knien ruhen.
Vor ihrem inneren Auge war kein Bild – nur der
Eindruck von Stimmen am Abend, vielleicht ein
Lagerfeuer.
Das Gefühl war da, auch ohne Erinnerung.

Ganz unten in der Truhe lag ein Brief.
Der Umschlag war vergilbt, aber die Schrift lesbar.
Sie öffnete ihn vorsichtig.

Liebe Marie,
wenn du diesen Brief eines Tages findest,
erinnerst du dich vielleicht:
An das Lachen im Wind, an warme
Sommerabende, an Gummistiefel im Regen.
Diese Truhe ist voller kleiner Stücke unseres
Lebens.
Nicht wertvoll für andere – aber für unser
Herz.

Wenn du magst, gib sie weiter. Damit nichts verloren geht.

In Liebe,
Deine Schwester Anna

Die Frau hielt den Brief einen Moment lang in der Hand.
Marie – das war ihre Großmutter gewesen.
Und Anna?
Sie hatte den Namen schon einmal gehört.
Vielleicht als Kind.
Vielleicht auf einem alten Foto.

Sie saß still, zwischen Kisten, Staub und Licht.
Die Dinge in der Truhe gehörten nicht ihr – und doch fühlte sich alles vertraut an.

Langsam legte sie jedes Stück wieder zurück.
Zuerst den Brief, dann die Flöte, die Lok, das Foto, den Schal.

Nur die kleine Lok behielt sie kurz in der Hand.
Vielleicht konnte sie sie jemandem zeigen.
Vielleicht einem Kind.
Vielleicht würde jemand fragen: *„Was ist das?"*
Und sie würde sagen: *„Etwas, das geblieben ist."*

Bevor sie den Deckel schloss, strich sie mit der Hand
über das Holz.
Die Maserung war glatt, an einer Stelle rau.
Die Truhe schien zu atmen – nicht wirklich, aber in
Gedanken.

Dann ging sie zurück zur Treppe.
Der Apfelkuchenduft war stärker geworden.
Sie hörte Geräusche aus der Küche.
Ein Teller wurde abgestellt, jemand summte.

Noch einmal drehte sie sich um, sah zum Fenster,
das Licht, die Truhe.
Und sie wusste:
Der Dachboden war kein Lager für altes Zeug.
Er war ein stiller Raum für Erinnerungen –
und vielleicht, eines Tages,
würde jemand einen neuen Zettel hineinlegen.

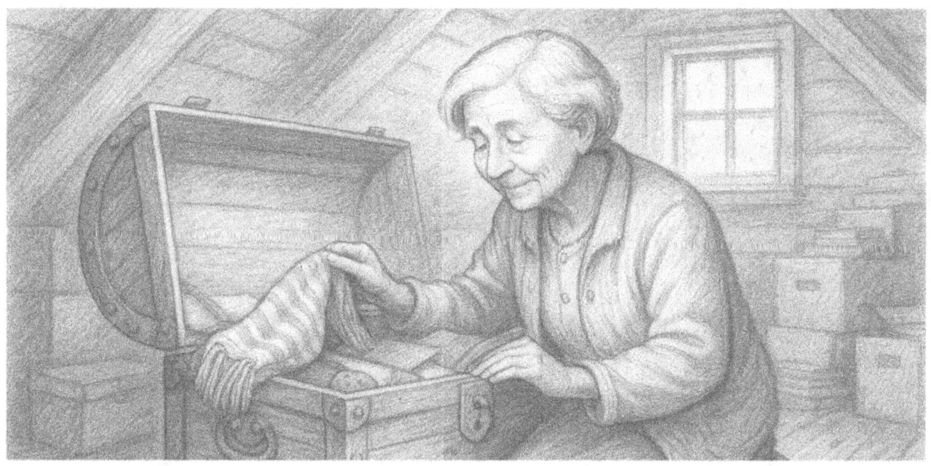

Der Besuch der Schwalben

Das Haus stand am Rand des Dorfes, ganz in der Nähe eines kleinen Bachs.

Seine Fensterläden waren blau und ein wenig schief. Das Dach war mit Moos bewachsen, der Garten wuchs dicht und lebendig – mit Rosen, Apfelbäumen und Lavendel, der sich entlang der Steine ausbreitete.

Es war ein altes Haus. Ein Haus, das viel erlebt hatte.

In diesem Haus wohnte Mathilde.
Jeden Morgen saß sie am Fenster, das in den Garten zeigte.
Dort trank sie ihren Tee und betrachtete die Bewegung draußen.
Manchmal das Licht im Lavendel.
Manchmal das Auf und Ab der Apfelblätter im Wind.
Und im Frühling – die Luft war dann weicher – wartete sie auf etwas ganz Bestimmtes.

Denn jedes Jahr kamen die Schwalben zurück.
Sie kehrten zurück, fast auf den Tag genau.
Mathilde erkannte sie sofort: Sie flogen in Bögen, schnell und ruhig zugleich, dicht über das Dach und am Fenster vorbei.

Unter dem Dachvorsprung, direkt an der Hauswand, klebten die alten Nester. Dort landeten sie, brachten Zweige, Halme und kleine Federn.

Wenn Mathilde draußen saß, beobachtete sie jede Bewegung.

An einem Samstagmorgen, die Decke lag über ihren Knien, hörte sie das erste Pfeifen.
Ein Schatten huschte über die Terrasse.
Zwei Schwalben flogen über das Dach, drehten eine Kurve und setzten sich kurz auf den Fenstersims.
Dann verschwanden sie in Richtung Nest.

Mathilde legte die Hand auf die Tasse und sah nach draußen. „Sie sind zurück", dachte sie.

Im Garten standen die Apfelbäume in der Blüte.
Lavendelgrün mischte sich mit Weiß.
Es war still – nur das Zwitschern der Vögel, das Knistern der Blätter im Wind.
In der Erinnerung waren dort früher Stimmen gewesen. Kinderstimmen.
Der Garten war voller Bewegung gewesen.
Jetzt war er still.
Aber die Schwalben kamen wieder. Jedes Jahr.

Ein paar Tage später war es besonders ruhig im Haus.
Mathilde saß in ihrem Sessel, das Fenster war leicht geöffnet. Ein leiser Luftzug kam herein. Auf dem Tisch stand das alte Radio.

Sie drehte an dem Knopf, bis leise Musik erklang – ein Kinderlied, langsam gespielt.

Es klang weich und vertraut.

Im selben Moment landete eine Schwalbe auf dem
Fenstersims.
Sie blieb dort. Ganz still. Mathilde sah sie an.

Und für einen Augenblick fühlte es sich an, als wäre
die Zeit sehr langsam geworden.

In den nächsten Tagen wurde das Nest fertig.
Die Vögel kamen und gingen, brachten Materialien,
bauten geduldig.
Mathilde beobachtete alles vom Fenster aus oder
vom Stuhl im Garten.
Sie sprach nicht laut, bewegte sich kaum – aber sie
war dabei.
Die kleinen Bewegungen der Schwalben reichten ihr.

Dann kam ein Brief.
Er lag im Flur, zwischen Werbung und Zeitung.
Sie öffnete ihn mit ruhigen Händen.
Der Absender war vertraut: ihre Tochter.

Liebe Mama,
ich habe nächste Woche ein paar Tage frei.
Darf ich kommen?
Ich habe Lust auf Tee, Garten, Schwalben – und dich.
In Liebe,
Sophie

Mathilde legte den Brief auf den Tisch.
Ihre Finger ruhten noch eine Weile auf dem Papier.

Als Sophie kam, war der Garten voller Duft.
Die Apfelblüten waren geöffnet, der Lavendel
begann zu blühen.
Sie setzten sich unter den Baum, dort, wo früher die
Bank gestanden hatte.
Die Schwalben flogen über ihre Köpfe hinweg,
schnell und leise.

Sie sprachen wenig.
Sie sahen den Vögeln zu, tranken Tee, und
manchmal lächelten sie.
Die Nähe reichte.

Am Abend saßen sie im Wohnzimmer.
Das Radio spielte ein leises Stück.
Durch das offene Fenster drang ein helles Piepen:
Die ersten jungen Schwalben waren geschlüpft.
Sophie reichte ihrer Mutter die Hand.
Mathilde nahm sie.

Der Garten lag im Schatten.
Die Schwalben zogen ihre Kreise, klein und ruhig.
Und im Innern des Hauses war es still, aber
lebendig.

Für einen Moment war alles da:
Der Garten.
Die Erinnerung.
Die Wärme.
Und ein Gefühl, das blieb.

Herr Poppels Spaziergang mit Umwegen

Herr Poppel lebte allein in einem kleinen gelben
Haus mit Vorgarten.
Er war ein Mann mit festen Gewohnheiten.
Jeden Morgen, pünktlich um neun Uhr, verließ er
das Haus.
Sein Spaziergang führte ihn immer auf derselben
Strecke entlang:
Am Gartenzaun rechts, drei Straßen bis zur Bäckerei,
dann durch den Park – und zurück.

So war es seit Jahren.
So gefiel es ihm.

Doch an diesem Dienstag begann der Tag anders.

Schon am Gartentor saß eine Katze.
Getigertes Fell, weiße Nase, grüne Augen.
Sie gehörte eigentlich Frau Wilke von gegenüber.
Normalerweise beachtete sie Herrn Poppel nicht.
Heute aber stand sie auf, als er kam, und folgte ihm
auf leisen Pfoten.

Er blieb kurz stehen.
Dann ging er weiter.
Die Katze folgte ihm.

An der Bäckerei hielt er wie immer an.
Doch das Geschäft war geschlossen.
An der Tür hing ein Schild:
„Heute geschlossen – Teigruhe.“

Herr Poppel runzelte die Stirn.
Keine Brötchen. Kein Kaffee.
Er sah durch die Scheibe. Die Auslage war leer.
Die Katze sprang auf das Fensterbrett und blickte
ebenfalls hinein.

Ein kurzer Moment der Ratlosigkeit.

Dann bog Herr Poppel in eine andere Straße ein –
nicht seine übliche.
Er erinnerte sich, dass dort früher ein kleiner Kiosk
gestanden hatte.
Vielleicht gab es dort etwas Süßes.

Aber der Kiosk war verschwunden.
An seiner Stelle war nun ein Fahrradladen.
Die Scheiben waren sauber, dahinter hingen bunte
Helme und silberne Rahmen.

Herr Poppel blieb kurz stehen.
Die Katze setzte sich auf ein Fensterbrett und
beobachtete ihn.
Es war ruhig.

Er ging weiter, Richtung Park.
Der Weg war ihm vertraut.
Die Bäume standen hoch, das Licht fiel gefleckt auf
den Boden.
Ein Junge lief vorbei, ein Ball prallte gegen einen
Baum.
Herr Poppel lächelte.

Die Katze blieb am Parkeingang zurück.
Sie mochte keine Bälle.

Herr Poppel ging zu seiner Bank – der zweiten von links unter der Kastanie.
Doch dort war ein Schild angebracht:
„Frisch gestrichen – Bitte nicht setzen!"

Er beugte sich vor, wollte sich setzen – hielt im letzten Moment inne.
Der Lack glänzte.
Er richtete sich langsam wieder auf.

Ein paar Schritte weiter stand ein älterer Mann mit einem zusammengeklappten Stuhl.
Er hatte zwei davon.
Ohne viel Worte stellte er einen Stuhl neben sich.
Herr Poppel setzte sich.

Die beiden Männer saßen eine Weile nebeneinander.
Es war still.
Nur der Wind bewegte die Zweige, und ein Vogel sang über ihnen.

Die Katze war inzwischen näher gekommen.
Sie legte sich an Herrn Poppels Füße, rollte sich zusammen und blieb dort liegen.

Nach einiger Zeit stand Herr Poppel wieder auf.
Er nickte dem Mann zu.
Dann ging er langsam weiter.

Er nahm eine andere Straße zurück.
Dort stand ein altes Kino.
Geschlossen. Doch das Schild hing noch: „Eintritt nur mit Popcorn!"

Er blieb stehen, sah kurz hinauf. Die Katze streifte sein Bein. Dann lief sie plötzlich über die Straße, sprang auf einen Zaun und verschwand.

Herr Poppel ging weiter. Zuhause angekommen, setzte er sich in seinen Sessel. Kein Brötchen. Kein Kaffee. Keine Bank. Aber ein Spaziergang voller Abweichungen.

Er griff zum Notizblock auf dem Tisch.
Mit ruhiger Hand schrieb er:

Neue Route: links, Park, Stühle im Schatten, Fahrradladen statt Kiosk, Katze höflich.
Morgen wieder. Vielleicht mit Schokoriegel.

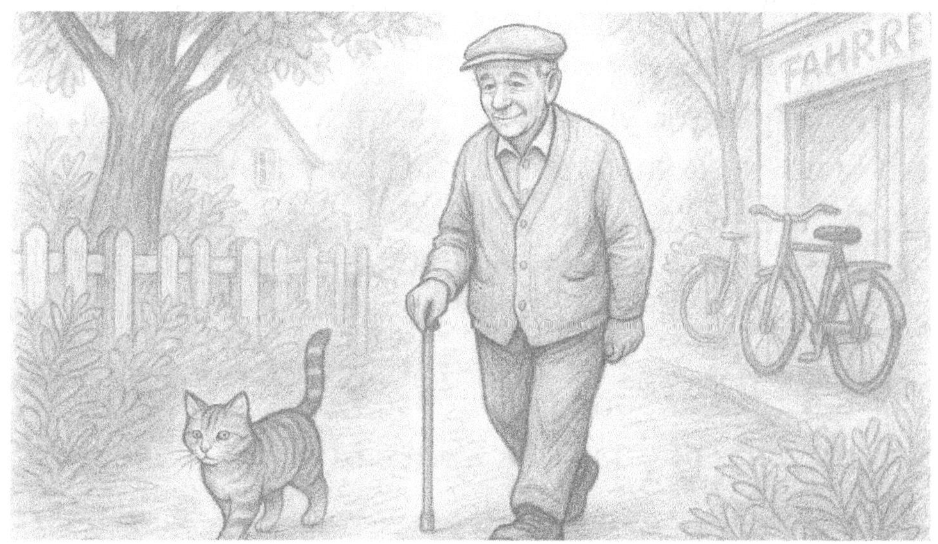

Ein Frühstück auf dem Balkon

Lotte wohnte im dritten Stock eines alten Hauses mit hellen Fensterrahmen und einem kleinen Balkon.
Der Balkon war nicht groß, aber freundlich.
Ein runder Tisch, zwei Stühle, ein Blumenkasten – mehr brauchte es nicht.
In dem Blumenkasten wuchsen Stiefmütterchen. Ihre Blüten waren bunt und blickten, wie kleine Gesichter, zur Sonne.

An diesem Dienstag beschloss Lotte, draußen zu frühstücken.
Die Sonne war früh aufgegangen, der Himmel war hellblau.
In der Luft lag der Geruch von frischem Gras, vielleicht war unten im Hof jemand mit dem Rasenmäher unterwegs gewesen.

Lotte stellte leise das Radio an, holte sich eine Kanne mit Tee, eine Tasse, zwei Scheiben Brot, Butter und ein kleines Glas Marmelade.
Ein Ei hatte sie auch gekocht. Es war weich und warm. Sie stellte es in einen Eierbecher, legte die Serviette daneben, schob den Stuhl zurecht und setzte sich.

Der Balkon war sonnig. Der Tisch war gedeckt.
Es war still – nur das leise Zwitschern von Vögeln war zu hören.

Lotte trank einen Schluck Tee.

Da landete ein Spatz auf dem Balkongeländer.
Er war klein, mit braunem Gefieder und dunklen
Augen.
Er hüpfte ein paar Schritte näher, neigte den Kopf
zur Seite.
Lotte beobachtete ihn ruhig.
Sie nahm ein kleines Stück Brötchen, zerbrach es in
Krümel und schob es näher zum Geländer.

Der Spatz schnappte sich ein Krümelchen und flog
wieder davon.

Kurz darauf kamen zwei weitere Spatzen.
Dann noch mehr.
Sie setzten sich auf das Geländer, hüpften hin und
her, beobachteten die Teekanne.
Lotte lächelte.
Es war, als hätten sie sich verabredet.

Dann hörte sie eine Stimme von unten.
Sie beugte sich leicht über das Geländer.
Im Hof stand Herr Meier, der Nachbar aus dem
Erdgeschoss.
Er hielt eine Tasse Kaffee in der Hand und sah nach
oben.

Lotte nickte ihm freundlich zu.
Er sagte etwas, sie antwortete – ihre Stimmen
klangen durch die Luft, freundlich, unaufgeregt.

Er lächelte, sie auch.
Die Spatzen flatterten kurz auf, kamen dann wieder
zurück.

Dann hörte sie ein Scharren.
Langsam kam ihre Katze durch die Balkontür: rot
getigertes Fell, weiße Pfoten.
Sie streckte sich, sah sich um, sprang auf den freien
Stuhl und blinzelte in die Sonne.

Lotte schob ihr ein kleines Stück Käse zu.
Die Katze schnupperte daran, schnurrte und rollte
sich auf dem Stuhl zusammen.
Ihre Augen waren halb geschlossen.

Kaum hatte Lotte zum Ei gegriffen, landete eine
Taube auf dem Balkon.
Sie war größer als die Spatzen, ruhiger, aber nicht
weniger neugierig.
Sie ging langsam über den Boden, kam näher an den
Tisch.

Lotte nahm wieder ein Krümelchen vom Brot und
legte es hin.
Die Taube pickte es auf.

Die Katze sah nur kurz hin. Sie blieb entspannt.

Es wurde etwas voller auf dem Balkon.
Der Tisch war nicht mehr nur gedeckt – er war
umgeben von Bewegung.
Vögel, Katze, Sonne, Stimmen von unten.

Der Duft von Tee lag in der Luft, das Radio spielte
leise Musik.

Plötzlich fiel ein kleiner Keks vom Tisch.
Er landete unten auf dem Hof – direkt auf eine
Zeitung, die Herr Meier auf dem Schoß hatte.
Er rief etwas nach oben.
Lotte hörte ihn, rief eine scherzhafte Antwort
zurück.
Dann lachte sie.
Und Herr Meier lachte auch.

Kurz darauf wurden die Spatzen aufgeschreckt.
Vielleicht ein Geräusch. Vielleicht eine Bewegung.
Sie flogen auf.
Die Taube flatterte ebenfalls davon.
Die Katze hob den Kopf, reckte sich, sprang vom
Stuhl.

Auch der Nachbar unten ging wieder ins Haus.
Vielleicht, um sich neuen Kaffee zu holen.

Jetzt war es still.

Lotte saß allein auf dem Balkon.
Auf dem Tisch standen die Kanne, die leere
Eierschale, das Marmeladenglas.
Ein paar Krümel lagen verstreut.
Die Sonne war höher gestiegen, wärmte das
Geländer.
Lotte lehnte sich zurück.

Sie schloss für einen Moment die Augen.

Dann hörte sie ein vertrautes Geräusch.
Ein leises Piep-Piep.
Die Spatzen kamen zurück, einer nach dem anderen.
Sie setzten sich wieder aufs Geländer, ganz ruhig.

Aus einem geöffneten Fenster im Nachbarhaus
erklang eine sanfte Melodie – ein Akkordeon.
Ganz langsam, ganz leise.

Lotte atmete ein.
Dann sagte sie leise:
„So ein Frühstück auf dem Balkon – das ist wie ein
kleines Fest. Und jeder darf kommen."

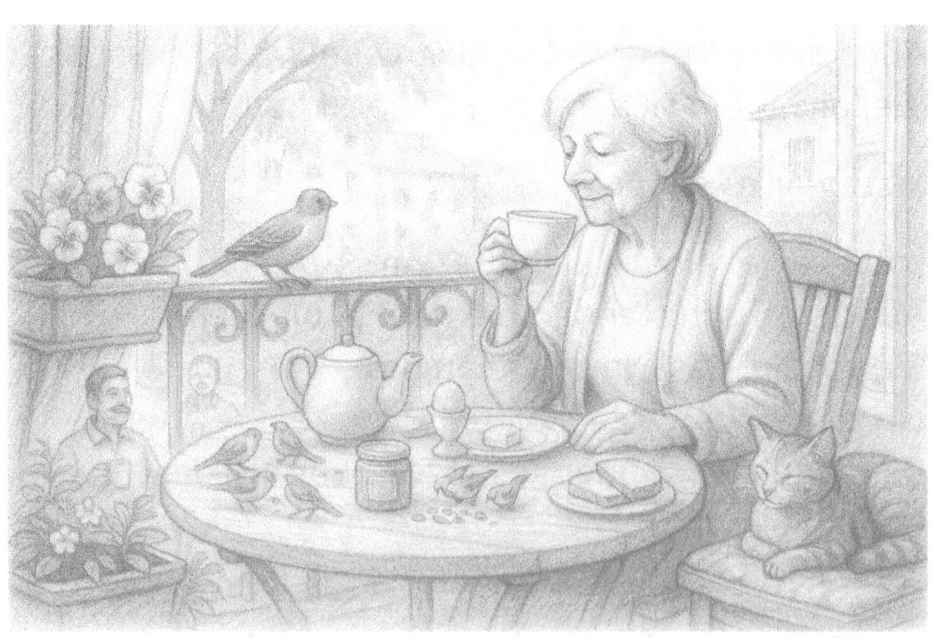

Der Fahrstuhl

Der Fahrstuhl in Haus Nummer 12 war alt.
Er fuhr langsam. Und wenn man in der Kabine stand,
hörte man die Geräusche: ein leises Knarzen, ein
Summen, ein Zittern in den Wänden.
Die Tür schloss schwer und machte jedes Mal ein
deutliches „Klonk".
Es war ein vertrauter, fast beruhigender Klang – für
die Menschen, die ihn jeden Tag nutzten.

An einem Dienstagmorgen stieg Frau Lindner wie
gewohnt ein.
Es war kurz nach neun.
Sie wohnte im dritten Stock, trug eine
Einkaufstasche aus Stoff und roch ein wenig nach
Veilchenseife.
Ihre Haare waren ordentlich zusammengebunden,
der Blick wach und aufmerksam.

Gerade als sich die Tür schloss, schob sich noch eine
Hand dazwischen.
Ein Mann stieg ein – etwa in Frau Lindners Alter.
Er trug einen Mantel, einen Hut und hielt einen
Regenschirm unter dem Arm.
Er nickte freundlich.
Frau Lindner nickte zurück.

Kaum war die Tür zu, blieb der Fahrstuhl stehen.
Plötzlich war es still. Kein Licht, kein Ton, keine
Bewegung.

Nur das gedämpfte Summen im Ohr, das langsam verschwand.

Beide standen still.
Dann drückte Frau Lindner auf einen der Knöpfe.
Nichts geschah.
Der Mann versuchte es ebenfalls. Auch nichts.

Es war, als hätte der Fahrstuhl einfach aufgehört.
Vielleicht ein Stromausfall. Vielleicht eine Pause.

Ein kurzer Moment verging.
Dann begannen die beiden zu sprechen.
Der Mann stellte sich vor: Herr Mertens aus dem vierten Stock.
Frau Lindner nannte ebenfalls ihren Namen: Sie wohnte im dritten.

Die Kabine war eng, aber nicht unangenehm.
Man hörte draußen leise Stimmen, irgendwo ging eine Tür.
Dann wieder Stille.

Nach einer Weile sprach Frau Lindner von einer Tomate, die sie in ihrer Tasche hatte.
Sie wollte sie eigentlich ihrer Nachbarin bringen – eine Gartentomate von der Schwester, nicht besonders hübsch, aber sehr aromatisch.
Herr Mertens lächelte.
Tomaten aus dem Garten, sagte er, schmeckten einfach besser.

So wie früher.

Sie redeten ein wenig über alte Sorten, über Märkte und Gemüse. Dann über Musik.

Herr Mertens erzählte, dass er morgens Spaziergänge machte und anschließend mit Blick auf den Hinterhof Kaffee trank. Er beobachtete Tauben.

Frau Lindner erwähnte, dass sie gern las – und manchmal sang. Leise. Alte Schlager, manchmal sogar Operetten.
Herr Mertens hörte lieber Jazz, aber fand die Vorstellung schön.

Die Minuten vergingen.
Herr Mertens zog ein kleines Bonbonpäckchen aus der Manteltasche.
Er bot ihr eines an – Himbeergeschmack.
Frau Lindner nahm es dankend an.
Sie lutschten schweigend, aber in einem stillen Einvernehmen.

Dann sagte sie, sie hätte nicht gedacht, dass sie mal so gern im Fahrstuhl feststecken würde.
Er stimmte zu.
Enge Räume mochte er sonst nicht besonders.
Aber in diesem Moment war es ruhig, fast vertraut.

Er lobte ihren Mut – einfach so von einer Tomate zu erzählen.
Sie lachte leise.

Es war ein kleines Gespräch, zwischen zwei
Menschen, die sich bisher nie begegnet waren.
Aber jetzt nebeneinander standen. Ohne Eile. Ohne
Vorbehalte.

Plötzlich klickte es.
Der Fahrstuhl brummte, ruckelte – und setzte sich
langsam wieder in Bewegung.
Ein Licht flackerte auf.
Der Knopf für das Erdgeschoss leuchtete.

Als die Tür sich öffnete, trat Licht in die Kabine.
Man hörte Schritte, Stimmen, der Geruch von
frischem Kaffee kam vom Kiosk unten.

Die beiden verließen gemeinsam den Fahrstuhl.
Sie gingen nebeneinander durch die Eingangshalle.

Am Ausgang blieben sie gleichzeitig stehen.
Frau Lindner sagte, dass sie gern eine Tomate
mitbringen könne.
Ihre Schwester habe viele.
Herr Mertens antwortete, dass er beim nächsten
Mal auch ein Bonbon dabeihaben werde – nur zur
Sicherheit.

Sie lächelten.
Nicht wie Fremde.
Sondern wie zwei Menschen, die für einen Moment
denselben kleinen Raum geteilt und etwas darin
gefunden hatten: Ruhe, Gespräch, Verständnis.

Frau Lindner ging zum Supermarkt.
Herr Mertens schlug den Weg zum Park ein.
Der Fahrstuhl fuhr ruhig weiter nach oben – ganz so,
als hätte nichts ihn je aufgehalten.

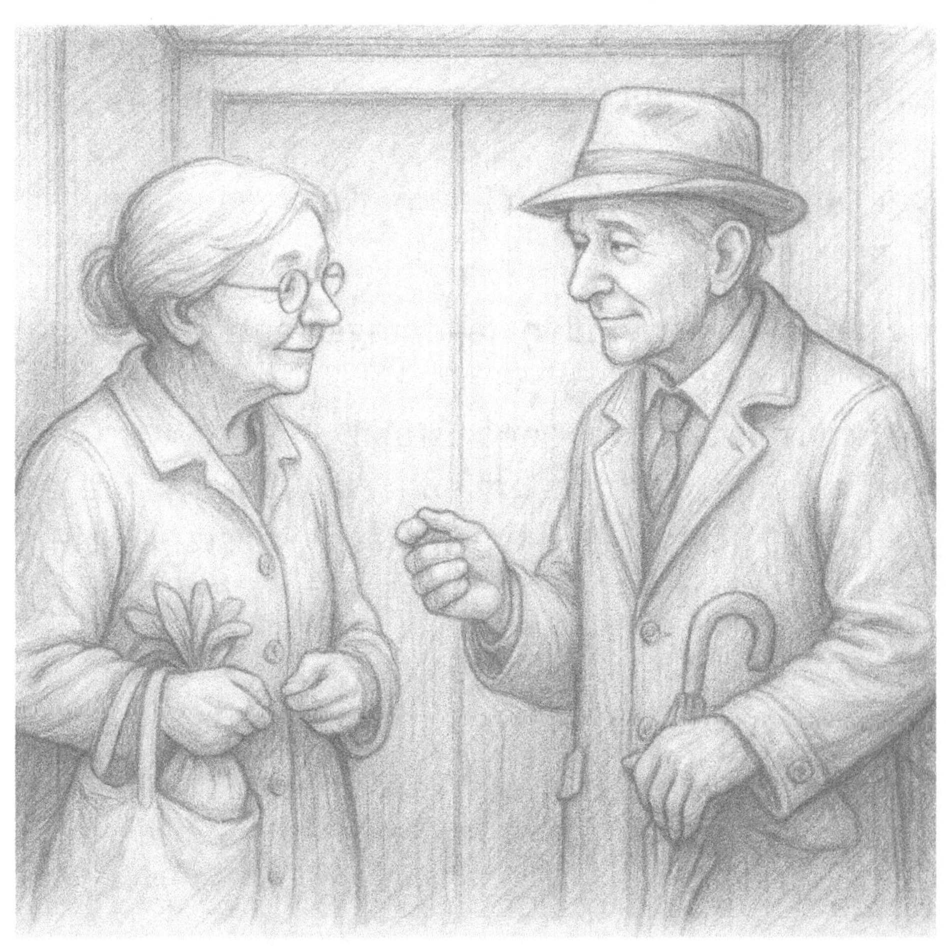

Das Café, das nur im Regen öffnet

Wenn es regnet, öffnet das kleine Café an der Ecke.
Nur dann.

Sobald Tropfen auf die Fenster der Stadt klopfen,
sobald die Menschen ihre Schirme aufspannen und
die Jacken etwas fester schließen, beginnt drinnen
das Licht zu leuchten.
Der Schriftzug über der Tür ist alt und etwas
verblasst. Er trägt den Namen „Café Regenbogen".

Draußen sind die Stühle nass.
Aber drinnen duftet es nach warmer Milch, nach
Zimt und ein wenig nach frisch gebackenem
Apfelkuchen.
Der Duft zieht durch den Raum wie eine weiche
Erinnerung.

An einem dieser grauen Regentage geht Marlene die
Straße entlang.
Ihr Schirm ist alt, aber noch stabil.
Die Tropfen gleiten an ihm entlang, während ihre
Schritte gleichmäßig über das nasse Pflaster klopfen.

Sie kennt das Café.
Sie wohnt schon lange in der Straße.
Früher war an dieser Ecke eine Metzgerei, später ein
Friseur.

Marlene lächelt leicht.
Heute zieht es sie ins Café.

Sie öffnet die schwere Tür. Eine kleine Glocke
bimmelt leise.

Drinnen ist es warm.
Ein Gefühl, das an früher erinnert – vielleicht an
einen Besuch bei der Tante oder an eine alte Küche
mit Dampf und Stille.
Ein paar Menschen sitzen bereits an den kleinen
Holztischen.
Ein älterer Herr mit einer Zeitung.
Eine junge Frau mit einem Notizbuch.
Ein Kind mit nassen Haaren, das aus einer großen
Tasse dampfenden Kakao trinkt.

Marlene sucht sich einen Platz am Fenster.
Der Tisch ist rund, das Holz dunkel.
Sie setzt sich und schaut dem Regen zu, wie er in
dünnen Linien die Fensterscheibe hinunterläuft.
Im Hintergrund spielt leise Musik – eine Melodie auf
dem Klavier, weich und langsam.

Eine Bedienung kommt an ihren Tisch.
Sie trägt die Haare zu einem grauen Dutt gebunden
und hat ein freundliches Gesicht.
Marlene bekommt einen Kaffee, schwarz, mit einem
Löffel Schlagsahne darauf.
Genau so, wie sie ihn mag.

Die Menschen im Café bewegen sich ruhig.
Der Mann legt die Zeitung zusammen und sieht sich
um.

Die Frau mit dem Notizbuch schreibt ein paar Worte und legt dann den Stift zur Seite.
Das Kind lässt einen Würfelzucker in die Tasse fallen und beobachtet, wie er sich langsam auflöst.

Marlene betrachtet die Szene.
Keiner spricht laut.
Aber es ist, als würden alle einander hören.
Der Regen draußen fällt gleichmäßig, die Töne der Musik füllen die Pausen.

Ein Teller mit Apfelkuchen wird vorbeigetragen.
Er duftet warm und süß.
Ein Hauch Vanillesoße liegt in der Luft.
Ein Gast nimmt einen Löffel, führt ihn zum Mund und schließt für einen Moment die Augen.

Die Zeit vergeht, aber niemand schaut auf die Uhr.
Der Regen macht draußen weiter.
Manchmal etwas stärker, dann wieder schwächer.
Aber noch hat niemand das Café verlassen.

Marlene denkt daran, wie es früher war.
Regen bedeutete früher Ärger. Nasse Schuhe, schwere Taschen, kalte Hände.
Heute bedeutet er: ein freier Platz am Fenster, ein warmer Kaffee, ein Raum voller Ruhe.

Sie beobachtet, wie sich ein neuer Gast einen Platz sucht.
Die Kellnerin bringt Wasser.

Alles geschieht leise, ohne Eile.

Dann beginnt eine neue Melodie zu spielen.
Ein Walzer, fast tanzend, aber ganz leise.
Die Gäste hören hin, ohne zu sprechen.
Ein paar lächeln.

Draußen wird der Regen schwächer.
Man hört wieder die Stadt: Autogeräusche, das
Quietschen von Schuhsohlen auf nassem Boden.
Ein Bus fährt vorbei.

Einer nach dem anderen steht auf.
Der Mann mit der Zeitung geht zur Tür, legt ein paar
Münzen auf den Tisch und nickt den anderen zu.
Die junge Frau mit dem Notizbuch zieht ihren
Mantel an, schaut noch einmal über die Schulter.
Das Kind wird von einer Frau abgeholt, beide
verschwinden hinter einem großen Schirm.

Marlene bleibt noch.

Ein letzter Schluck Kaffee.
Ein letzter Blick in den Regen.
Dann steht auch Marlene auf.
Sie zieht ihren Mantel an, nimmt den Schirm, öffnet
die Tür.

Draußen hat der Regen aufgehört.
Die Luft riecht frisch, nach Erde und Frühling.
Der Himmel ist heller geworden.

Der Schriftzug über dem Café ist wieder blass.
Aber Marlene weiß:
Beim nächsten Regen wird das Licht wieder
angehen.
Und das Café wird wieder öffnen.
Nur dann.

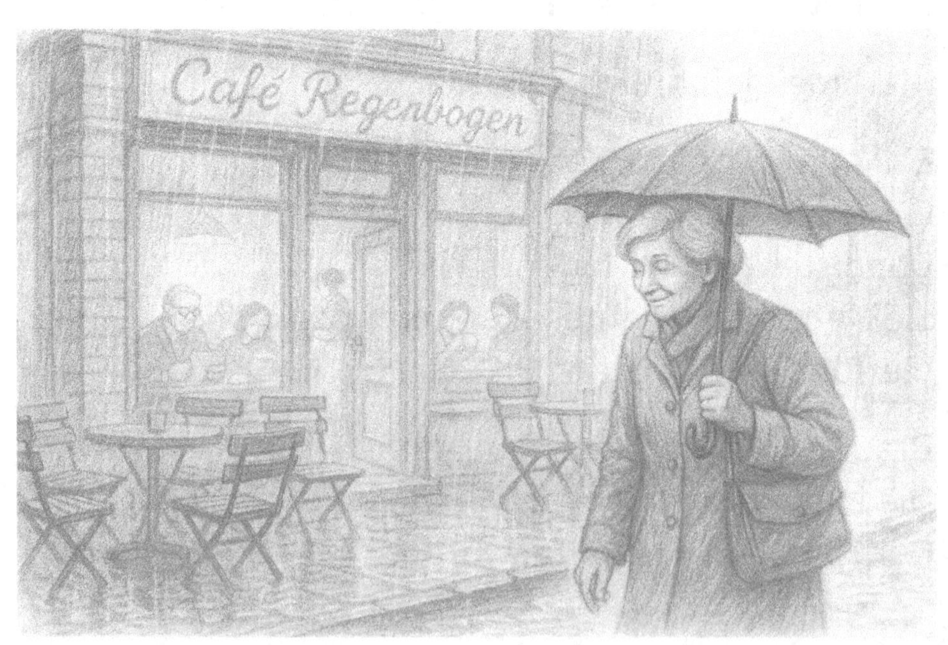

Die Bank am Mittwoch

Am Rand eines kleinen Parks stand eine Bank. Sie war aus Holz, etwas abgenutzt, mit einer Lehne, die leicht schief war. Die Farbe war einmal grün gewesen, jetzt war sie grau mit einem Hauch Moos. Sie stand unter einer Linde. Darunter lagen Blätter – auch im Sommer.

Jeden Mittwochvormittag saß dort ein Mann. Er trug eine beige Jacke, einen grauen Hut und feste Schuhe mit dicken Sohlen. Immer dieselben. Er hatte keine Zeitung dabei, kein Buch, kein Telefon. Nur sich selbst und einen Apfel in der Jackentasche. Manchmal aß er ihn, manchmal nicht.

Er saß still. Und er beobachtete.

Der Park war nicht groß. Ein Rundweg führte an einem kleinen Teich vorbei, an einem Kiosk, an einer Wiese mit Bänken und zurück zur Straße. Spaziergänger kamen vorbei. Manche mit Hund, manche mit Einkaufstüte, manche nur so.

Am Mittwoch kamen immer ähnliche Leute.

Als Erstes kam eine Frau mit einem Rollator. Ihr Griff war mit einem karierten Tuch umwickelt. Sie fuhr langsam, aber sicher. In ihrem Korb lag ein kleiner Stoffhund mit langem Ohr. Sie schaute kurz zur Bank, nickte in die Luft, als sähe sie jemanden. Dann ging sie weiter.

Kurz danach kam ein Mann mit einem roten Fahrrad. Er fuhr nicht, sondern schob. Am Lenker hingen zwei Brottüten. Eine links, eine rechts. Er blieb immer an derselben Stelle stehen, stellte die Tüten ab, zog einen Zettel aus der Jacke, las kurz, nickte, hob die Tüten wieder auf – und ging weiter.

Später kam ein Kind. Es war etwa acht Jahre alt und sprang über die Ränder des Weges, immer auf dieselbe Weise: zwei Schritte gerade, ein Schritt zur Seite, dann zurück. Es machte das jedes Mal. Und jedes Mal verlor es kurz den Rhythmus – aber fing sich wieder.

Die Bank blieb ruhig. Der Mann auf ihr bewegte sich wenig. Nur ab und zu strich er sich über das Knie oder drehte den Apfel in der Jacke. Der Baum warf Muster aus Licht und Schatten über seine Schuhe.

Später kam ein Hund. Klein, hellbraun, mit einer krummen Rute. Er lief frei, aber nie weit weg von einer Frau mit einem blauen Mantel. Der Hund schnüffelte kurz an der Bank, sah den Mann an, wackelte mit dem Schwanz – und lief weiter.

Der Mann lächelte ganz leicht.

Dann kam ein Jogger vorbei. Er lief schnell, aber gleichmäßig. Seine Schuhe machten ein rhythmisches Klackern auf dem Kies.

Nach ihm kam niemand mehr.

Der Park wurde ruhiger. Die Bank stand weiter im Halbschatten. Der Mann blieb noch sitzen. Vielleicht auf das Licht wartend, das langsam um die Baumkrone wanderte. Vielleicht auf nichts Bestimmtes.

Er aß den Apfel diesmal nicht. Aber er legte ihn in die linke Jackentasche – was er sonst nicht tat. Dann stand er auf. Langsam, aber ohne Mühe.

Er ging denselben Weg zurück, den er gekommen war. Nicht direkt, sondern mit einem kleinen Schlenker um den Teich. Dort blieb er kurz stehen, schaute ins Wasser, in dem sich die Wolken spiegelten. Ganz flach, ganz still.

Dann ging er weiter. Und die Bank war wieder leer.

Nur das Licht blieb noch eine Weile.

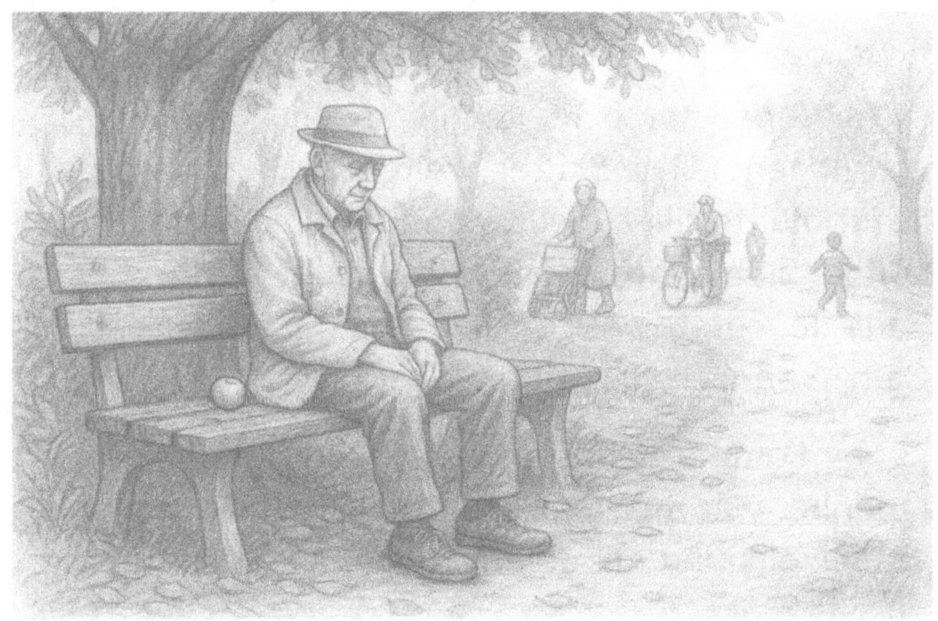

Zwei Sonnenblumen im Hof

Im Innenhof eines alten Wohnhauses wuchsen zwei Sonnenblumen. Nicht in einem Garten, sondern in einem großen Blumentopf aus Ton, den jemand auf einen verlassenen Rollwagen gestellt hatte. Der Hof war gepflastert, die Wände grau. Aber genau dieser Topf brachte Farbe hinein.

Die Sonnenblumen waren aus demselben Samen gezogen worden. Ihre Stiele wuchsen nebeneinander, ihre Blätter berührten sich manchmal im Wind. Doch je größer sie wurden, desto deutlicher wurden ihre Unterschiede.

Die eine wuchs schnell in die Höhe. Ihr Stiel war dünn, aber fest, sie streckte sich dem Licht entgegen, als wüsste sie genau, wohin sie wollte. Schon bald ragte sie weit über den Topfrand hinaus, der Blütenkopf neigte sich stolz dem Himmel zu.

Die andere war kleiner geblieben. Sie wirkte gedrungener, ihre Blätter breiter, ihr Stiel kräftiger. Dafür blühte sie früher. Noch bevor die hohe Sonnenblume ihre Knospe überhaupt geöffnet hatte, leuchtete bei der kleineren bereits ein sattes Gelb in der Ecke des Hofes.

Es war Sommer. Die Sonne stand hoch, und der Innenhof war meist still. Nur manchmal kam jemand vorbei: ein Kind mit einem Ball, eine Nachbarin mit

Wäsche, ein alter Mann mit einer Zeitung. Sie alle blieben gelegentlich stehen, warfen einen Blick auf den Blumentopf und gingen weiter. Die meisten lächelten.

Eines Morgens regnete es. Ein sanfter Landregen, der nicht störte, sondern die Luft frisch machte. Die Sonnenblumen bogen sich leicht unter den Tropfen. Das Wasser rann an den Blättern hinab und sammelte sich in kleinen Pfützen auf den Pflastersteinen. Die hohe Sonnenblume schwankte, ihre Blätter flatterten leicht. Die kleinere blieb ruhiger, geschützt durch ihre gedrungene Form.

Als der Regen aufhörte, kam die Sonne zurück. Die hohe Sonnenblume trocknete schnell, ihre Blätter richteten sich wieder auf. Die kleinere schien fester im Topf zu stehen. Beide wendeten sich dem Licht zu, wie sie es immer taten.

Im Laufe der Wochen blühten beide vollständig. Die große Sonnenblume war imposant, hoch und schlank. Die kleine war leuchtend, kraftvoll, fast rund in ihrer Form. Sie sahen verschieden aus, aber zusammen ergaben sie ein Bild, das viele Menschen für einen Moment innehalten ließ.

Ein Kind brachte eines Tages eine Gießkanne und goss sie. Ein anderer Nachbar stellte ein Holzstäbchen zur Stütze neben die hohe Sonnenblume. Jemand hängte eine kleine Karte an den Topf: "Schön, dass ihr da seid."

Die Sonnenblumen schienen sich nicht zu stören an ihren Unterschieden. Sie standen nah beieinander, bewegten sich im selben Wind, wuchsen im selben Licht. Ihre Blüten öffneten sich dem Himmel, aber auch zueinander.

Am Ende des Sommers begannen sie, sich langsam zu neigen. Ihre Blätter wurden blasser, der Stiel weicher. Doch noch immer standen sie nebeneinander. Die große spendete ein wenig Schatten, die kleine schien ihm Halt zu geben. Gemeinsam waren sie verwurzelt in ihrer Erde, getragen vom selben Topf.

Und auch als die Blütenränder begannen, sich zu rollen, hielten sie ihre Köpfe nah. Nicht mehr ganz zum Himmel, aber auch nicht ganz zur Erde. Irgendwo dazwischen.

Der Herbst kam. Die Luft war kühler, das Licht weicher. Eines Morgens lag ein Blatt der großen Sonnenblume auf dem Rand des Topfes, das andere an der kleinen. Niemand nahm es weg.

Und alle, die vorbeigingen, sahen sie noch immer: Zwei Sonnenblumen, unterschiedlich gewachsen, unterschiedlich geblüht. Aber doch: miteinander.

Der Nachmittag mit dem Werkzeugkasten

Im Abstellraum war es kühl. Der Boden bestand aus alten, glatten Fliesen, und die Regale an der Wand trugen Schachteln, Dosen und Kisten, die seit Jahren kaum berührt worden waren. Das Licht über dem Türrahmen flackerte kurz, als Herr Brenner sich vorbeugte, um an das obere Fach im Schrank zu kommen.

Er wollte eigentlich nur die alte Tischdecke suchen. Doch als er den Karton darüber anhob, rutschte etwas ab. Mit einem dumpfen „Klong" fiel ein schwerer Metallkasten auf den Boden und öffnete sich mit einem Ruck. Werkzeuge rollten heraus – einzeln, durcheinander, in alle Richtungen.

Herr Brenner seufzte. Dann setzte er sich auf einen kleinen Hocker und begann, die Dinge wieder einzusammeln.

Ganz oben lag die Kneifzange. Ihr Griff war abgescheuert, der rote Gummi an einer Stelle eingerissen. Er nahm sie in die Hand, drehte sie langsam hin und her. Die Zange war alt, aber nicht vergessen. Damit hatte er einmal den Fahrradkorb seiner Tochter befestigt – das Fahrrad mit dem grünen Lenker. Es war ein Nachmittag im Mai gewesen, warm, mit viel Lachen.

Daneben lag der Zollstock, gelb mit schwarzen

Zahlen, an mehreren Gelenken leicht eingerissen. Beim Aufklappen knackte er. Herr Brenner erinnerte sich: Er hatte damit das Baumhaus ausgemessen. Damals, als er und sein Bruder heimlich in der alten Kastanie eine Plattform gebaut hatten – schief, aber stabil genug für zwei Kinder und ein paar Bücher.

Ein Schraubenzieher folgte. Der Griff war rund, aus Holz, dunkel vom Gebrauch. Damit hatte er den wackelnden Küchenstuhl repariert, der später trotzdem wieder gewackelt hatte. Trotzdem war das Frühstück am Fenster jedes Mal ein kleines Fest gewesen. Er drehte das Werkzeug zwischen den Fingern. Es fühlte sich vertraut an, fast freundlich.

Er sammelte eine Handvoll Schrauben auf, dann einen rostigen Inbusschlüssel. Auch ein Maßband kam zum Vorschein, das sich beim Ausrollen einrollte wie eine Schnecke.

Stück für Stück legte er die Werkzeuge wieder zurück in den Kasten. Es dauerte nicht lang, und die Dinge lagen wieder in ihren Fächern. Nicht wie vorher vielleicht, aber ordentlich. Jedes Teil erinnerte an etwas: ein Regal, ein Gartentor, ein Holzrahmen, ein Sonntag im Schuppen. Die Hände wussten mehr als der Kopf. Sie wussten, wo welches Werkzeug hingehörte.

Ganz am Schluss blieb ein kleiner, silberner Haken auf dem Boden liegen. Nicht groß, nicht auffällig –

aber fremd. Herr Brenner hob ihn auf, betrachtete ihn von allen Seiten. Er war glatt, mit einem winzigen Loch am Ende, vielleicht für eine Schraube.

Er überlegte. Wozu hatte der gehört? Ein Vorhang? Ein Blumentopfhalter? Eine Türglocke? Er wusste es nicht.

Er zuckte mit den Schultern, lächelte kurz und legte den Haken einfach in die oberste Ecke des Kastens. Vielleicht würde er sich später wieder erinnern. Vielleicht auch nicht.

Dann schloss er den Deckel mit einem leisen Klicken. Der Werkzeugkasten war wieder vollständig – oder fast. Und irgendwie fühlte sich dieser kleine Nachmittag plötzlich bedeutsam an.

Er stellte den Kasten zurück ins Regal, holte dann doch noch die Tischdecke. Als er später in der Küche saß, mit einem Glas Apfelsaft und Blick nach draußen, lag in seinem Gesicht ein ruhiges, stilles Lächeln.

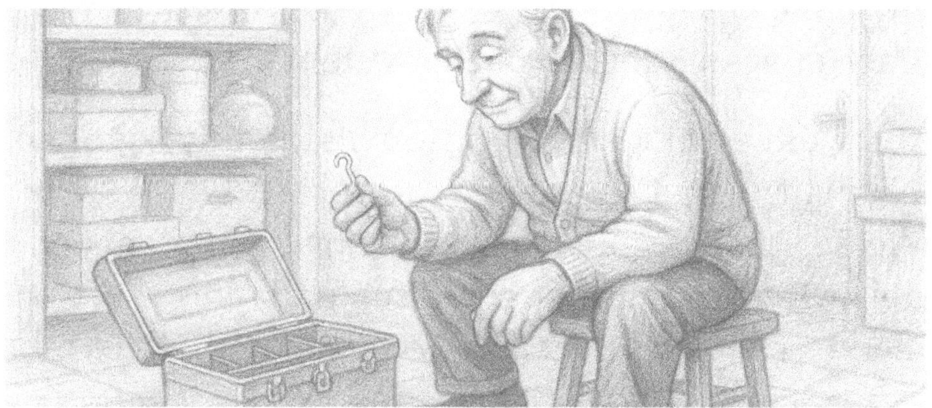

Die Hochzeit im Park

Es war ein ruhiger Nachmittag.
Der Himmel war hell, die Luft mild. Zwischen den
Bäumen wehte ein leichter Wind, der die Blätter
bewegte, ohne zu stören. Im Park war es still, nur
wenige Menschen waren unterwegs.
Ein paar Schritte entfernt saß ein Mann auf einer
Bank, ein Kind fuhr langsam auf dem Tretroller
vorbei.

Eine ältere Frau ging auf dem breiten Weg durch
den Park.
Sie war allein, wie so oft. Sie ging nicht schnell, aber
sicher. Ihre Jacke war offen, die Tasche hing locker
über der Schulter. Der feste Boden unter den Füßen
fühlte sich vertraut an.

Sie hatte kein Ziel – sie war einfach nur unterwegs.
Bewegung tat gut. Die Luft war weich, die
Geräusche in der Ferne waren nicht störend. Sie
mochte es, wenn alles seinen Platz hatte, aber
nichts drängte.

Nach einigen Minuten blieb sie stehen.

Links, auf einer kleinen Wiese zwischen zwei großen
Bäumen, war etwas aufgebaut worden.
Weiße Stühle standen in zwei Reihen. Ein schmaler,
heller Teppich lag auf dem Rasen und führte zu
einem schlichten Bogen aus Zweigen und Tüchern.

Davor stand ein Paar – ein Mann und eine Frau in festlicher Kleidung. Die Gäste saßen und blickten nach vorn.

Es war eine Hochzeit.
Einfach so – im Park.

Die Frau trat ein Stück zur Seite, um besser sehen zu können.
Sie wollte nicht stören, aber sie blieb stehen.

Die Zeremonie war ruhig.
Es wurde nicht laut gesprochen. Manchmal lachte jemand leise oder rückte den Stuhl zurecht.
Die Stimmung war freundlich, ohne großen Aufwand.
Keine Musik, keine Krawatten.
Nur Menschen, die etwas miteinander teilten.

Die Frau beobachtete die Szene still.
Sie fühlte sich nicht als Fremde – eher als Gast am Rand, ohne Einladung, aber auch ohne Ablehnung.
Sie genoss den Moment.

Dann bewegte sich die kleine Gruppe.
Applaus, Umarmungen, Lächeln. Das Brautpaar stellte sich nebeneinander, jemand streute Blumen aus einem kleinen Korb.
Ein Fotograf gab Anweisungen, die Gäste rückten näher zusammen.
Ein Gruppenfoto sollte gemacht werden.

Die Frau wollte sich gerade abwenden, da sah der
Bräutigam in ihre Richtung.
Er lächelte und sagte etwas zum Fotografen. Dann
machte er eine kleine Geste mit der Hand – er zeigte
auf sie.

Sie war verwundert. Meinte er sie?

Ein älterer Herr in der Gruppe sah sie ebenfalls an
und nickte ihr freundlich zu.
Eine Frau winkte ihr kurz und deutete auf die Seite
der Gruppe, wo noch Platz war.

Zögernd trat sie einen Schritt vor.
Niemand wirkte überrascht. Niemand sagte etwas.
Eine junge Frau reichte ihr eine kleine Fliederblüte.
Sie nahm sie entgegen – vorsichtig, als wäre sie aus
Glas.

Langsam ging sie über den Rasen. Sie stellte sich am
Rand der Gruppe auf, neben eine Frau mit grauem
Schal.
Sie sagte nichts, aber sie spürte: Sie durfte
dazugehören.

Der Fotograf hob die Kamera.
Zwei leise Klicks.
Das Bild war gemacht.

Die ältere Frau trat zurück, verneigte sich leicht und
ging wieder zum Weg.
Die Fliederblüte stellte sie in eine kleine Vase, die

auf einem Klapptisch neben dem Teppich stand.

Niemand hielt sie auf.
Aber viele lächelten ihr zum Abschied.

Am Parkausgang kaufte sie sich ein Eis – Vanille, wie
früher. Sie setzte sich auf eine Bank, nahe dem
Blumenbeet. Die Sonne wärmte ihr Gesicht, das Eis
schmolz langsam. Sie hörte die Stimmen der Gäste
leiser werden, während sie sich entfernten.

In ihrer Manteltasche war noch der Duft der
Fliederblüte zu spüren. Und in ihrem Ohr das leise
Geräusch der Kamera. Klick. Klick.

Sie erinnerte sich nicht an alle Gesichter.
Auch nicht an jedes Detail. Aber sie wusste, dass sie
an diesem Nachmittag Teil von etwas Echtem
gewesen war.

Ohne Einladung. Ohne Erklärung. Einfach so.

Und das reichte.

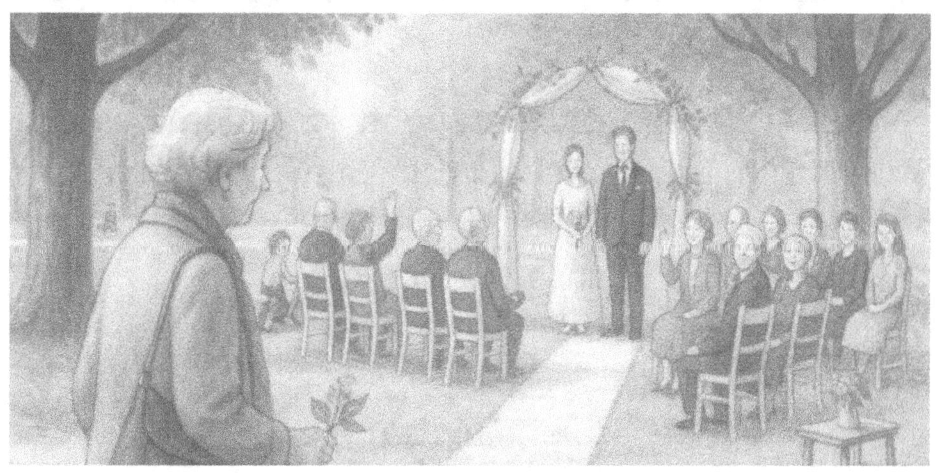

Der Garten von Oma Leni

Das Haus war klein, aber freundlich.
Gelbe Wände, grüne Fensterläden, ein Garten
dahinter – ordentlich, aber nicht streng. Vor allem
im Sommer war es dort still, mit Ausnahme der
Vögel, die sich in den Sträuchern versteckten und
sangen.

Oma Leni lebte hier.
Sie war jeden Morgen früh wach. Noch bevor das
Dorf richtig lebendig wurde, öffnete sie die Tür zur
Terrasse, trat hinaus und blieb kurz stehen.

Die Luft war noch kühl.
Ein leichter Duft von Erde, Gras und warmem Holz
hing über dem Garten. Die Beete waren klar
umrissen, dazwischen wuchsen Blumen in vielen
Farben.
An einem Drahtbogen rankten sich Kapuzinerkresse
und Erbsenranken.
Am Rand standen Sonnenhüte, daneben leuchteten
Ringelblumen.

Oma Leni ging langsam über den schmalen Weg aus
Trittplatten, prüfte die feuchten Stellen im Boden,
zog hier und da ein Blatt ab.
Sie kannte jede Pflanze, jede Ecke.
Wenn der Boden zu trocken war, holte sie die
Gießkanne.
Wenn eine Blüte schief hing, stützte sie sie

vorsichtig mit einem Holzstab.

In der Mitte des Gartens stand eine Bank unter
einem Apfelbaum.
Die Holzlatten waren etwas rau, aber stabil.
Hier saß sie oft, mit einer Tasse Tee in der Hand.
Der Tee war nie zu heiß. Die Tasse lag gut in der
Hand.

Sie mochte es, einfach zu sitzen. Nicht zu denken -
nur sehen, hören, spüren.

An manchen Tagen kam Besuch.
Dann klappte sie die zweite Gartenbank auf.
Ein kleines Kind kam manchmal mit – ihre Enkelin.
Das Mädchen mochte den Garten. Es suchte kleine
Steine, zählte Gänseblümchen, fragte nach den
Namen der Pflanzen.

An einem Nachmittag pflückten sie gemeinsam
einen Strauß. Gelbe, orange, rosa Blüten.
Der Strauß war schief, aber schön.

Sie stellten ihn auf den Küchentisch.
Die Blüten öffneten sich langsam in der warmen
Luft.

Später – als das Mädchen längst wieder weg war –
ging Oma Leni noch einmal hinaus.
Der Garten war still geworden.
Ein Vogel hüpfte über den Rasen, flog dann in den
Baum.

Die Sonne fiel schräg über das Gras.

Sie setzte sich auf die Bank.
In der Tasche ihrer Jacke war ein kleiner Zweig mit
Blüten. Sie hatte ihn eingesteckt, ohne es zu
merken.

Sie hielt ihn in der Hand, ganz leicht.
Der Duft war deutlich, nicht stark.
Ein Geruch, den sie kannte.

Sie erinnerte sich nicht an den Namen der Blume.
Aber sie wusste, dass sie ihn mochte.

Manchmal vergaß sie Dinge.
Wo sie die Tasse hingestellt hatte.
Oder wie der Kuchen hieß, den das Mädchen immer
gern aß.

Aber sie wusste, wie sich der Garten anfühlte.
Wie die Luft roch, wenn die Sonne gerade erst über
das Dach kam.
Wie sich die Bank anfühlte, wenn sie länger saß.
Wie der Klang der Gießkanne klang, wenn das
Wasser gegen die Erde floss.

Und das reichte.

Sie würde morgen wieder hinausgehen.
Vielleicht noch eine neue Blume pflanzen.
Vielleicht nur sitzen.

Die Vögel würden wieder singen.

Der Apfelbaum würde bald blühen.

Und der Garten würde bleiben.
Mit all seinen Farben, seinem Duft –
und seinen stillen, friedlichen Tagen.

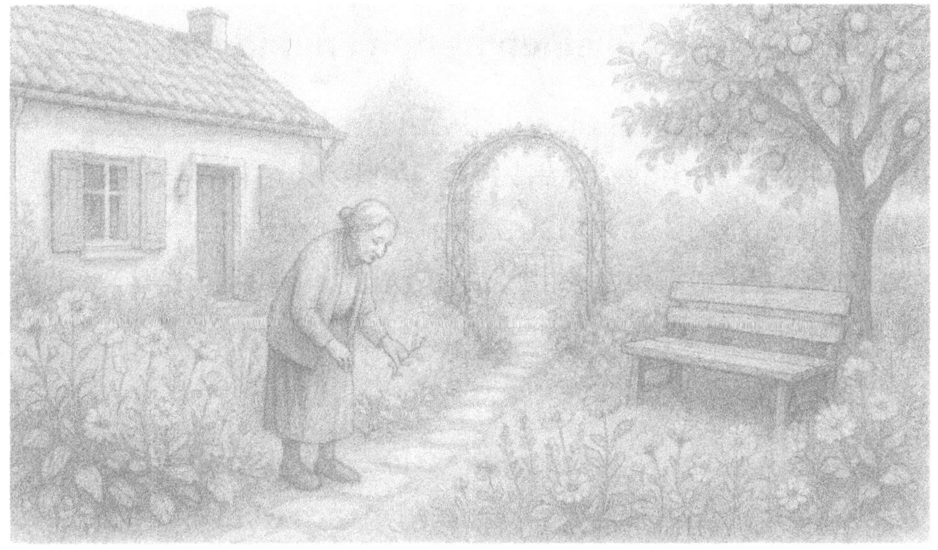

Ein guter Freund

Paul arbeitete seit über 10 Jahren in einer Baufirma.

Er war überaus erfolgreich in seinem Beruf. Er verdiente ein sehr gutes Gehalt und hatte sich über die Jahre eine führende Position in seiner Firma erarbeitet.

Privat lief es auch nicht schlecht für ihn. Er war mit Lisa, einer wunderschönen Frau verheiratet und er hatte zwei Kinder. Einen Jungen und ein Mädchen.

Paul hatte auch viele gute Bekannte und er war überall beliebt und angesehen, sowohl in seiner Arbeit, als auch im Tennisverein und im Tanzclub, den er regelmäßig mit Lisa besuchte um Tango zu lernen.

Doch es gab Momente in Pauls Leben, in denen er irgendetwas vermisste.

Als Kind hatte Paul einen besten Freund. Boris.

Boris war genauso alt wie Paul und die beiden gingen durch dick und dünn. Verbrachten jeden Tag zusammen und begeisterten sich beide für die gleichen Dinge. Damals waren das Fußball, Superhelden und Eiscreme.

Boris gab Paul das Gefühl, nie alleine auf der Welt zu sein, auch wenn sie sich gerade nicht sahen, so waren sie in Gedanken doch immer zusammen.

Diese Freundschaft gab den beiden Jungen Kraft und half Ihnen Ihren Platz in der Welt zu finden.

Natürlich jetzt, da Paul erwachsen geworden war, gab ihm auch Lisa diese Sicherheit, sie war sein Leben und er liebte sie wirklich sehr.

Aber sie war eben seine Frau und manchmal vermisste er einfach einen Freund, einen guten Kumpel, so Jemand wie es Boris immer für ihn gewesen war.

Aber leider hatten sich die Beiden irgendwann aus den Augen verloren.

So spielt das Leben oft.

Man wird erwachsen, die Interessen verändern sich, vielleicht zieht man in eine andere Stadt und die Menschen, die einem immer so wichtig waren und wie selbstverständlich dazu gehörten, verliert man plötzlich aus den Augen.

Dabei hatten sie immer das Gefühl, dass ewige Treue, Loyalität, tiefe Verbundenheit und ja, sogar Seelenverwandtschaft, sie verbinden würden.

Sie hatten sich immer unterstützt und waren füreinander dagewesen.

Zwei gleichgesinnte Menschen in einer so vielfältigen und sich ständig verändernden Welt. Freundschaft war für Paul immer etwas gewesen, worauf er sich verlassen konnte. Eine verlässliche Konstante in seinem Leben.

Aber jetzt war Boris aus seinem Leben verschwunden und seine vielen Bekannten konnten ihn nicht ersetzen. Auch wenn er seine Bekanntschaften schätzte, es war doch nicht das Gleiche, etwas fehlte, vielleicht war es der Gleichklang der Seele.

So verging manches Jahr und Paul dachte oft an seinen guten alten Freund.

An einem verregneten Tag im Herbst, Paul hatte vor kurzem seinen 43 Geburtstag gefeiert, war er alleine in der Stadt unterwegs.

Er liebte es durch die Strassen zu schlendern, die Menschen zu beobachten und ein wenig seinen Träumen nachzuhängen.

Nach einer Weile entdeckte er ein schönes Cafe in einer Seitenstrasse und Paul beschloss sich dort eine heisse Schokolade zu gönnen.

Die Kellnerin nahm seine Bestellung auf und Paul lehnte sich entspannt zurück und lauschte der ruhigen Jazz-Musik, die das Cafe erfüllte.

Er ließ seine Blicke durch den Raum schweifen. Menschen saßen zu zweit am Tisch und waren in angeregte Gespräche vertieft, manche saßen alleine und waren mit ihren Laptops beschäftigt.

Menschen machten ihm Freude, ja man konnte sagen, dass er Menschen wirklich liebte.

Ihm schräg gegenüber saß ein Mann, etwa in seinem Alter.

Er war alleine und saß einfach nur so da und schien genau wie Paul die Menschen im Cafe zu beobachten.

Irgendwie kam ihm dieser Mann bekannt vor. Nicht so sehr sein Äußeres, nein eher die Art wie er wirkte, war Paul auf eine wohlige Art bekannt und vertraut.

Dann trafen sich die Blicke der beiden Männer und für einen Moment schien die Zeit still zu stehen, bevor sich eine große Freude in Pauls Herz ausbreitete.

Es war….Boris…sein guter alter Freund….

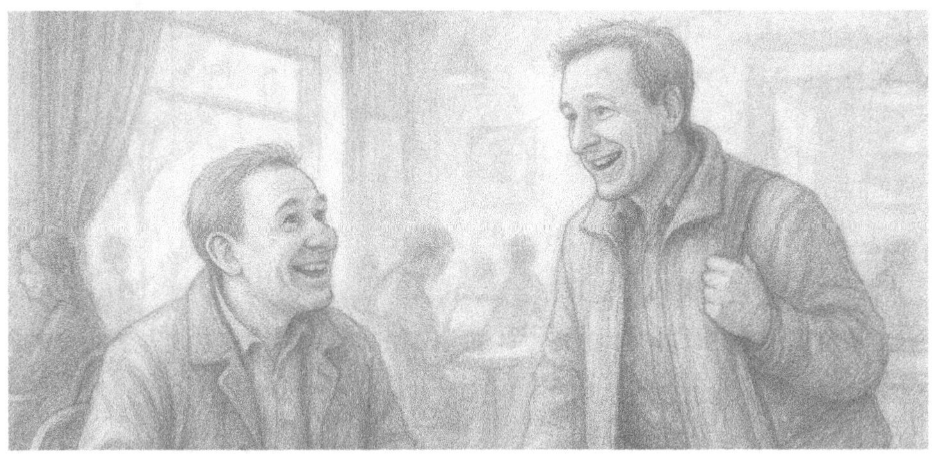

Ein Tag am See

Es war ein stiller, warmer Morgen im Juli. Die Luft roch nach Sommer, nach Gras und ein wenig nach Heu, das irgendwo in der Ferne schon getrocknet wurde. Der Himmel war hell, ganz ohne Wolken. Auf dem schmalen Radweg, der sich durch die Wiesen zog, fuhr eine Frau gemächlich dahin. Ihr Fahrrad war alt, aber gut in Schuss. Der Korb am Lenker klapperte leise bei jeder Bodenwelle. Darin lag eine Flasche Wasser, ein leichtes Tuch und ein Apfel.

Sie hieß Helene. Nicht mehr jung, aber noch voller Kraft. Ihr Rücken war gerade, ihre Bewegungen ruhig. Sie kannte den Weg gut – er führte durch Felder, an kleinen Apfelbäumen vorbei, über eine flache Brücke und dann, ein Stück später, zu einem See, der fast vergessen schien.

Der See lag versteckt hinter einem Waldstreifen. Kein Schild wies den Weg. Nur wer ihn kannte, fand ihn. Helene kannte ihn. Sie kam schon seit Jahren her, immer dann, wenn ihr danach war – nach Stille, nach Luft, nach Weite.

Heute war so ein Tag.

Die Sonne stand schon höher, als sie ihr Fahrrad langsam an den Rand des Schilfs schob. Sie stellte es ab, legte das Tuch auf eine flache Stelle im Gras und setzte sich. Der See lag ruhig da, fast spiegelglatt.

Nur manchmal kräuselte ein Windstoß die Oberfläche.

Vögel zwitscherten, irgendwo plätscherte Wasser. Libellen flogen tief.

Helene atmete tief durch. Die Wärme des Tages legte sich wie eine Decke über alles. Sie zog die Schuhe aus, streckte die Beine aus und schloss die Augen.

Die Geräusche um sie herum waren vertraut. Das leise Summen der Insekten. Das sanfte Rascheln der Blätter. Das entfernte Brummen eines Traktors. All das war für sie wie eine alte Melodie, die sie ohne Worte verstand.

Sie dachte nicht an viel. Nur daran, wie gut es tat, einfach zu sitzen. Einfach zu sein.

Irgendwann nahm sie den Apfel aus dem Korb. Er war kühl vom Schatten. Sie biss hinein, langsam, genussvoll. Der Saft schmeckte süß und frisch. Während sie kaute, blickte sie über das Wasser.

Ein Entenpaar zog seine Kreise. Die kleinen Wellen breiteten sich gleichmäßig aus, liefen an den Rand und versickerten wieder im Sand.

Helene erinnerte sich, wie sie früher mit ihren Kindern hier gewesen war. Sie hatten oft im Wasser geplanscht, kleine Boote aus Rinde gebaut, flache

Steine übers Wasser springen lassen.

Aber sie ließ die Erinnerungen nicht überhandnehmen. Sie blieben wie Bilder im Wind: kurz da, dann wieder fort.

Jetzt war ein anderer Tag. Ein stiller, guter Tag.

Sie stand auf, streifte die Strümpfe ab und ging langsam bis zum Wasserrand. Der Boden war weich, etwas moosig. Ihre Füße berührten das kühle Nass, und ein leiser Schauer lief ihr über die Haut. Es war angenehm, nicht zu kalt.

Sie watete ein paar Schritte hinein, nur bis zu den Knöcheln, dann blieb sie stehen.

Das Wasser bewegte sich sacht. Kleine Kreise bildeten sich um ihre Beine. Sie spürte den Schlamm zwischen den Zehen, die zarten Algen, das Leben unter der Oberfläche.

Sie stand da, reglos, und ließ den Moment vergehen.

Über dem See zog ein Reiher seine Bahn. Lautlos, wie ein Schatten glitt er über das Wasser, dann entschwand er hinter den Bäumen.

Helene trat langsam zurück ans Ufer, setzte sich wieder auf ihr Tuch und trocknete ihre Füße in der Sonne.

Es war ein friedlicher Moment. Ein Moment ohne Eile, ohne Druck.

Sie nahm einen Schluck Wasser, lehnte sich zurück und sah in den Himmel.

Wolken waren keine da. Nur das Blau, das sich ins Unendliche zog.

So verging die Zeit.

Der Schatten der Bäume wanderte langsam näher. Die Sonne stand nun tiefer, wärmte aber immer noch angenehm.

Helene packte ihre Sachen zusammen, schob das Tuch wieder in den Korb und trat langsam den Heimweg an.

Sie blickte noch einmal zurück. Der See lag wieder still da, als hätte er sie nur für einen Augenblick zu sich gelassen.

Sie lächelte leise.

Dann setzte sie sich auf das Fahrrad, trat in die Pedale, und der Weg nahm sie wieder auf – zwischen Wiesen, Bäumen und Licht.

Der kleine Jahrmarkt

Es war früher Abend, und die Sonne stand noch warm über den Dächern der Stadt. Der Himmel hatte diesen goldenen Schimmer, den er nur im späten Sommer zeigt – wenn das Licht weich wird, aber die Luft noch den Tag in sich trägt.

Auf dem kleinen Platz am Rande des Parks hatte sich etwas verändert. Wo sonst nur Radfahrer durchhuschten und Tauben auf dem Pflaster pickten, standen jetzt Wagen, Buden und bunte Lichter. Ein kleiner Jahrmarkt war aufgebaut – nicht groß, nicht laut, aber lebendig.

Frau Berner ging langsam am Rand entlang. Sie war nicht auf dem Weg dorthin gewesen. Eigentlich wollte sie nur einen kurzen Spaziergang machen, wie so oft zu dieser Stunde. Doch der Klang der Drehorgel hatte sie neugierig gemacht.

Die Orgel spielte eine einfache Melodie, die sich mit dem leisen Rattern der Karussells vermischte. Immer wieder klang ein helles Kinderlachen durch die Luft, und irgendwo dazwischen das charakteristische „Pling!" der Dosen, wenn sie beim Werfen umfielen.

Frau Berner blieb stehen.

Vor ihr drehte sich das Kinderkarussell gemächlich im Kreis. Kleine Pferde aus Holz, bemalt in kräftigem Blau und Gold, trugen Kinder in dicken Jacken und mit roten Bäckchen durch die Runde. Ein Junge hielt sich mit beiden Händen an der Stange fest und lächelte breit.

Ein Vater stand daneben, schwenkte eine Kamera, und neben ihm summte ein kleines Mädchen leise mit, als die Musik einsetzte.

Die Farben waren kräftig, doch nicht grell. Die Lichter blinkten langsam, fast ein wenig träumerisch.

Ein paar Schritte weiter zog der Duft gebrannter Mandeln durch die Luft. Süß, warm, mit dieser leichten Bitterkeit von Zucker, der gerade erst geschmolzen ist. Daneben roch es nach Bratwurst, nach Teig, nach Zimt.

Frau Berner atmete langsam ein, ließ den Geruch auf sich wirken, ohne darüber nachzudenken.

Sie ging weiter.

Am Stand mit den Lebkuchenherzen hingen die Schilder dicht an dicht: „Für Dich", „Liebling", „Alles Gute". Die Zuckerschrift war weiß, rosa, manchmal grün. Die Herzen baumelten leicht im Wind.

Ein junger Mann mit Schürze sortierte die Preise neu. Er legte gerade kleine Tüten mit gebrannten Nüssen nach vorn und schob einen Haken zurück, an dem ein besonders großes Herz gehangen hatte.

Gleich daneben stand das Dosenwerfen. Fünf Kinder in einer Reihe, alle mit entschlossenen Gesichtern. Einer zielte, verfehlte knapp. Das Klirren, wenn die Dosen fielen, mischte sich mit Applaus von Erwachsenen, der schnell wieder verklang.

Ein Mädchen traf direkt. Alle Dosen fielen. Sie riss die Arme hoch, und ein Mann hinter der Theke drückte ihr ein kleines Stofftier in die Hand.

Frau Berner beobachtete still.

Sie setzte sich auf eine freie Bank in der Nähe. Der Platz war nicht voll, aber belebt. Menschen kamen vorbei, blieben stehen, redeten miteinander. Manche hatten Tüten in der Hand, andere schleckten Eis oder hielten Papierbecher mit Saft.

Neben ihr ließ sich ein junger Mann mit einem Kinderwagen nieder. Das Baby im Wagen schlief, der Schnuller wackelte bei jedem Atemzug. Der Mann blickte kurz auf sein Handy, dann wieder auf das Karussell.

Frau Berner sah, wie der Himmel dunkler wurde. Die Lichter auf dem Platz wirkten nun heller, lebendiger. Aus einer Lautsprecherbox kam Musik, leise, fast wie ein Hintergrundrauschen. Eine Stimme sagte etwas, dann setzte wieder Drehorgelmusik ein.

Ein Stand bot Lose an. Kleine Zettel, die sich unter den Nägeln einrollen ließen. Zwei Frauen beugten

sich über die Auslage, lachten, als sie beide „Niete"
zogen. Der Verkäufer lächelte breit, reichte ihnen je
ein Bonbon, „trotzdem was Süßes".

Die Szenerie veränderte sich langsam mit dem Licht.

Jetzt war der Moment da, in dem der Tag noch nicht
vergangen, der Abend aber schon da war.

Frau Berner stand wieder auf, ging weiter.

Am Ende des Platzes stand ein alter Wagen mit
lackierten Holzpanelen. Ein Mann verkaufte dort
Zuckerwatte. Die Maschine summte, drehte sich,
füllte den Spieß mit weicher, weißer Wolle.

Ein Kind bekam die Watte, hielt sie fest, als wäre sie
aus Wolken.

Frau Berner ging langsam daran vorbei, ließ sich
treiben. Kein Ziel, keine Absicht, nur Schritt für
Schritt durch das bunte Leben.

Am Rand des Jahrmarkts war ein kleiner
Getränkewagen. Dort bestellte sie ein Glas Wasser
mit Zitrone, trank es stehend an der Theke. Der
Rand des Bechers war leicht feucht, das Wasser
angenehm kühl.

Sie nickte dem Verkäufer zu, stellte das Glas ab und
ging weiter.

Hinter ihr blieb der Klang, das Licht, das Stimmengewirr. Vor ihr lagen wieder die ruhigeren Wege des Parks, gesäumt von Büschen und alten Bäumen.

Die Luft roch jetzt nach Erde, nach beginnender Nacht.

Sie ging weiter, leise und ruhig. Der Boden unter ihren Schuhen war weich.

Hinter ihr klang noch ein letztes Lachen, das helle Pling der Dosen, ein Orgelton, der langsam in der Ferne versank.

Und irgendwann, als sie schon fast zu Hause war, hörte sie nichts mehr davon. Aber in ihr klang etwas nach – still und sanft.

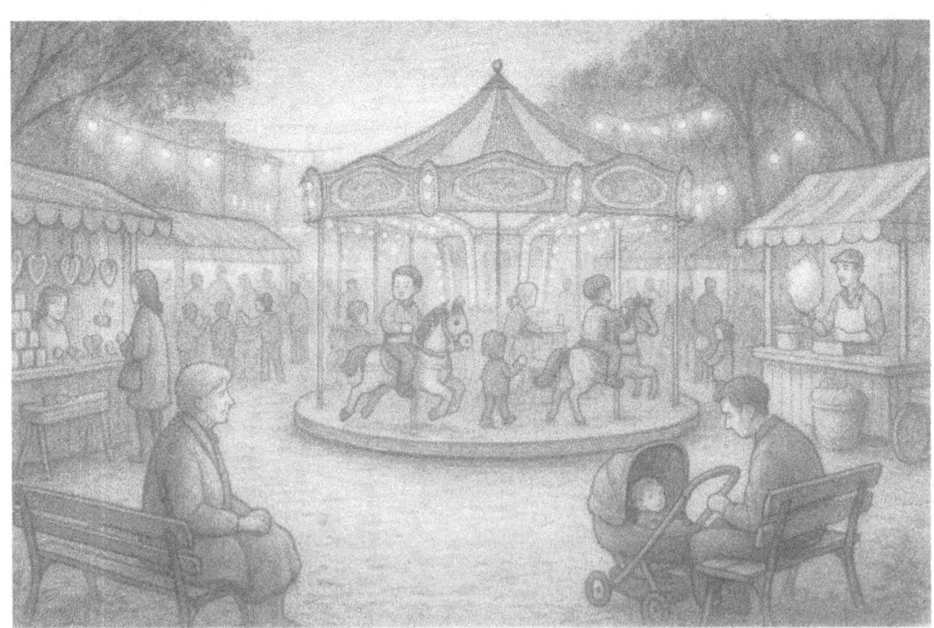

Der Vogel, der zurückkam

Der Morgen war still. Nur das Ticken der Wanduhr und das gelegentliche Gluckern der Heizung unterbrachen die Ruhe in Herrn Binders Wohnzimmer. Er saß wie jeden Tag um diese Zeit am Tisch am Fenster, mit einer dampfenden Tasse Tee in der Hand. Draußen spannte sich der Himmel hell und leicht grau über den Garten.

Er sah hinaus. Nichts Besonderes – ein paar Tropfen vom Nachtregen auf dem Geländer, ein Blatt, das sich langsam drehte. Dann fiel sein Blick auf den Fenstersims.

Ein kleiner Vogel saß dort. Ein Wellensittich.

Nicht irgendeiner – ein hellgrüner mit einem gelben Kopf und blauen Wangenflecken. Ganz ruhig. Er bewegte sich kaum, plusterte nur leicht sein Gefieder.

Herr Binder stellte die Tasse ab.

Er stand auf, langsam, fast lautlos, trat näher ans Fenster. Der Vogel wich nicht zurück. Er drehte nur leicht den Kopf – einmal links, einmal rechts – und sah ihn an.

Herr Binder zog den Vorhang etwas zur Seite. Der Vogel hüpfte ein Stück weiter, blieb aber auf dem Sims.

Kein Ring am Bein. Kein Zeichen von einem Käfigleben. Aber das Gefieder war sauber, die Augen wach.

Ein freier Vogel – oder einer, der fortgeflogen war?

Herr Binder öffnete vorsichtig das Fenster.

Ein leiser Luftzug strich in den Raum. Der Vogel blieb.

„Na, du", sagte Herr Binder leise. Seine Stimme war rau vom Schweigen.

Der Vogel schüttelte sich leicht, blinzelte. Dann – ganz plötzlich – flog er davon.

Nur ein kurzer Flügelschlag, und er war weg.

Herr Binder blieb einen Moment stehen. Dann schloss er das Fenster, setzte sich wieder.

Sein Blick ging in den Garten. Dort, am Zaun unter der alten Linde, stand noch immer die leere Voliere.

Sie war verwittert, leicht schief, mit Moos an der Rückseite. Vor vielen Jahren hatte sie einmal voller Leben geklungen: Vogelstimmen, Rascheln, das feine Klappern von Futterdosen. Jetzt war sie still.

Er stand wieder auf, griff nach seiner Jacke und trat hinaus.

Der Garten war feucht vom Regen. Die Steinplatten glänzten, und es roch nach Erde.

Er ging zur Voliere. Die Tür hing leicht schräg, das Gitter war an einigen Stellen rostig. Aber das Holz war noch stabil.

Herr Binder öffnete sie. Die Tür quietschte leise. Innen lag noch etwas Sand, trocken und staubig.

Er hob eine heruntergefallene Stange auf, schob sie zurück in die Halterung. Dann schloss er die Tür und sah zurück zum Haus.

Am Fenster, dort, wo eben noch der Vogel gesessen hatte, bewegte sich etwas.

Der Wellensittich war zurück.

Diesmal saß er auf der Fensterbank draußen, direkt über dem kleinen Blumentopf mit Thymian.

Herr Binder lächelte. Nicht breit, aber spürbar.

Er ging hinein, öffnete langsam das Fenster. Der Vogel sah ihn an – und flog nicht davon.

„Du brauchst wohl einen Ort", sagte Herr Binder leise.

Am nächsten Vormittag fuhr er mit dem Bus ins Gartencenter. Er kaufte Futter, einen neuen Trinknapf, etwas feinen Sand und zwei neue Holzstangen. Dann kehrte er zurück.

Der Vogel war nicht mehr da.

Aber am Nachmittag, als die Sonne auf das Geländer fiel, saß er wieder da – als hätte er nur gewartet.

In den folgenden Tagen baute Herr Binder die Voliere wieder auf. Er reinigte die Gitter, ersetzte eine Stange, stellte frisches Wasser hinein. Er streute Vogelsand aus und hängte eine kleine Glöckchenkette ans Dach.

Er sprach nicht darüber. Auch nicht, als ihn die Nachbarin vom Fenster aus fragte, ob er wieder Vögel halte. Er nickte nur.

Der Vogel kam täglich.

Manchmal saß er einfach da, manchmal flatterte er durch den Garten, landete auf der Mauer oder auf dem Ast der Linde.

Er ließ sich nicht fangen, wollte kein Haustier sein. Aber er kam – regelmäßig, zuverlässig.

Eines Morgens fand Herr Binder eine leere Nussschale auf dem Fenstersims. Ob der Vogel sie dort hingelegt hatte? Oder war es Zufall?

Er nahm sie mit nach draußen, legte sie in die Voliere – als wäre sie ein kleines Geschenk.

Der Garten lebte wieder.

Nicht laut, nicht spektakulär – aber in Bewegung.

Die Voliere klang im Wind, das Wasser glitzerte im Napf, das Futter wurde langsam weniger.

Der Vogel blieb frei. Aber er war da.

Und Herr Binder?

Der stand nun jeden Morgen früher auf, trank seinen Tee nicht mehr allein.

Er öffnete das Fenster, sah hinaus – und wartete.

Meist nicht lange.

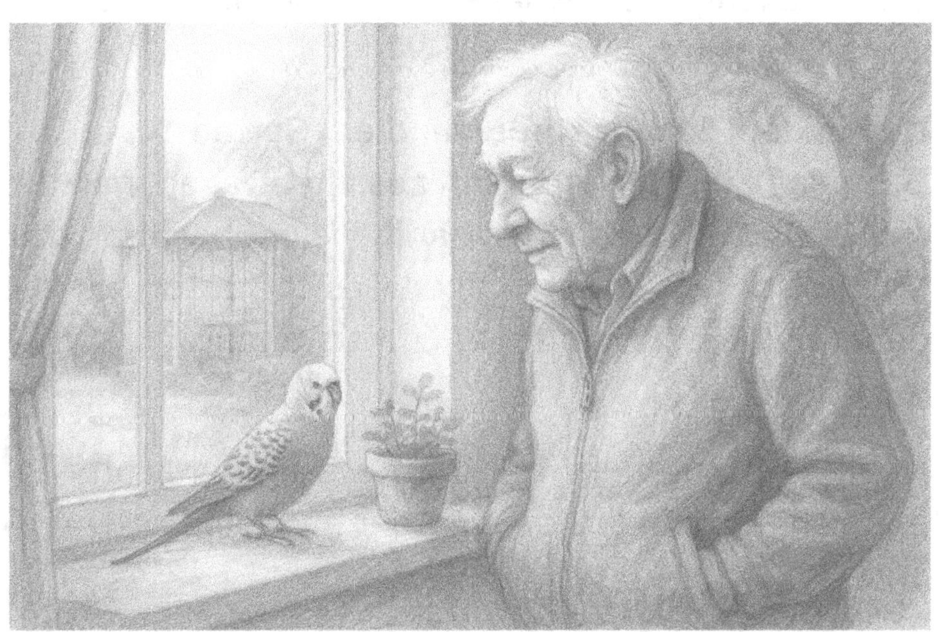

Die Vespa

Der Hof lag still im frühen Licht des Spätsommers. Zwischen der Scheune und dem Apfelbaum stand eine alte Vespa, blassblau, mit stumpfem Lack und einer Sitzbank, deren Leder an den Rändern rissig war. Jahrzehntelang hatte sie in einer staubigen Ecke gestanden. Jetzt war sie hervorgeholt worden.

Marlene arbeitete daran. Ihre Bewegungen waren ruhig, geübt, langsam, aber entschlossen. Der Schraubenschlüssel in ihrer Hand war leicht abgenutzt, ihre Finger rußig vom Motoröl. Seit Tagen prüfte sie die Züge, den Tank, den Vergaser. Sie hatte Teile gereinigt, alte Dichtungen ersetzt, die Luftfilter neu eingesetzt.

Die Vespa war ein Überbleibsel aus anderen Zeiten. Sie hatte lange geschwiegen, doch sie war nicht vergessen worden.

Neben dem Scheunentor stand ein Gartenstuhl. Darin saß Elfi, eine Freundin aus alten Tagen, mit einem Glas Wasser in der Hand. Sie beobachtete das Geschehen mit einem ruhigen Gesichtsausdruck, in dem sich Skepsis und stilles Einverständnis mischten.

Marlene arbeitete konzentriert weiter. Der Motor ließ sich noch nicht starten. Aber das sollte sich ändern.

Am dritten Tag bewegte sich etwas im Motorblock. Beim ersten Versuch nur ein kurzes, raues Geräusch. Beim zweiten ein leises Husten. Beim dritten schließlich sprang der Motor an.

Der Klang war unregelmäßig, aber er war da – ein raues, waches Tuckern, wie das leise Zurückkehren einer Stimme, die lange nicht gesprochen hatte.

Marlene stand aufrecht da, wischte sich die Hände am Tuch ab und betrachtete das Fahrzeug mit stillem Stolz. Die Vespa lebte wieder.

In den folgenden Stunden wurden die Reifen aufgepumpt, das Licht geprüft, die Blinker kontrolliert. Marlene befestigte eine kleine Decke auf der Sitzbank, ein Korb mit zwei Zitronenbonbons wurde mit einem Gummiband am Gepäckträger festgeschnallt. Alles war bereit.

Der Nachmittag war warm und hell. Die Sonne fiel schräg über die Felder, und die Straße, die sich durch das Dorf schlängelte, lag ruhig unter dem goldenen Licht.

Die Vespa rollte los. Langsam erst, mit einem leichten Ruck, dann gleichmäßig, in geschmeidiger Bewegung.

Zwei Frauen fuhren durch die Straßen. Keine Worte, kein Ziel – nur das Summen des Motors, das leise Aufwirbeln von Staub, das Gefühl von Fahrt.

Menschen blieben stehen, sahen ihnen nach. Ein Kind winkte. Ein Hund bellte vom Zaun her.

Die Fahrt führte vorbei am alten Schulhaus, an Hecken, die über Mauern wuchsen, an Feldern, wo der Wind durch das Gras strich.

Die Vespa holperte über Unebenheiten, aber sie hielt durch. Sie fuhr, langsam und sicher, getragen von dem alten, vertrauten Rhythmus.

Marlene steuerte ruhig, mit sicherem Griff. Elfi saß aufrecht, beide Hände an der Taille der Fahrerin.

Kein Windstoß, kein Bremsen störte das Gleichmaß.

Sie fuhren einmal ums Dorf. Kein Umweg, keine Eile. Nur der Moment zählte.

Als sie zurückkamen, parkte Marlene die Vespa wieder auf dem Hof. Der Motor verstummte.

Die Frauen stiegen ab, legten die Helme ab, rückten das Tuch auf der Sitzbank zurecht.

Ein leiser Glanz lag über allem – nicht vom Lack, nicht vom Licht allein, sondern von etwas Tieferem: einem Versprechen, das gehalten worden war.

Die Vespa wurde zurück in die Scheune geschoben, nicht wie ein Relikt, sondern wie ein lebendiges Stück Gegenwart.

Sie stand nun nicht mehr vergessen zwischen Gartengeräten, sondern an einem Platz, an dem man sie wiederfinden würde.

Der Tag ging langsam zur Neige. Ein Zitronenbonbon lag geöffnet auf dem Gartentisch, das Papier daneben. Die Luft war still.

Die Vespa würde bleiben. Nicht für Reisen durch Italien, nicht für weite Straßen – sondern für das Dorf, für den Hof, für kleine Runden.

Und vielleicht, wenn der Motor weiter mitspielte, auch für einen weiteren Nachmittag wie diesen.

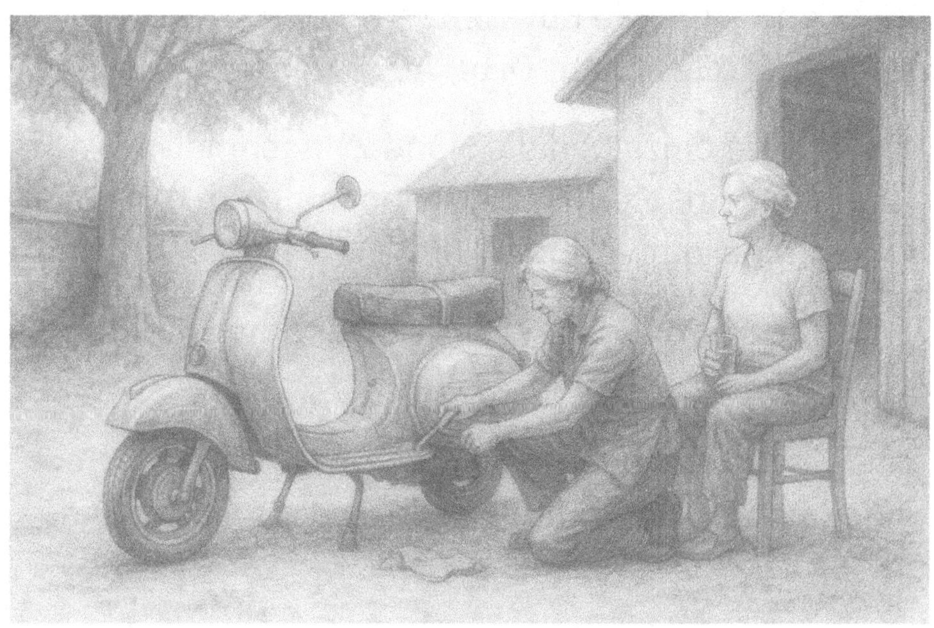

Das Foto im Schuhkarton

Der Nachmittag war kühl, die Sonne stand tief, und im Arbeitszimmer roch es nach altem Papier und Holzstaub. Auf dem Tisch stand ein Schuhkarton, unscheinbar, grau, an den Kanten leicht aufgeraut. Er hatte Jahre im Schrank verbracht, vielleicht Jahrzehnte.

Herr Kraus hatte ihn an diesem Tag hervorgeholt. Nicht gezielt, nicht aus konkretem Anlass – eher aus einer stillen Bewegung heraus. Ein Griff in den Schrank, eine Hand auf dem Deckel, ein leichtes Ziehen. Nun lag der Karton vor ihm, der Deckel geöffnet, der Inhalt ungeordnet.

Fotos.

Schwarz-weiß, matt, manche wellig von der Zeit. Die Ecken gebogen, die Rückseiten mit Bleistift beschriftet. Gesichter, Orte, Augenblicke.

Er nahm sie einzeln in die Hand. Manchmal verweilte sein Blick länger, manchmal nur kurz. Die Reihenfolge war verloren.

Dann stieß er auf etwas, das sich anders anfühlte.

Zwischen den Bildern lag ein Negativstreifen, sorgfältig in Transparentpapier gewickelt. Sechs Bilder, undeutlich, nur als helle und dunkle Flächen erkennbar.

Er hielt den Streifen gegen das Fenster. Die Formen wurden klarer.

Ein Baum, eine Straße, eine Gruppe Menschen.

Auf einem der Bilder: ein Umriss, der ihn innehalten ließ.

Die Negativaufnahme war fehlerhaft belichtet, aber er erkannte die Szene vage – vertraut, aber nicht eindeutig.

Dieses Bild war nie entwickelt worden.

Er legte es behutsam zur Seite. Später suchte er im Internet nach einem Digitalisierungsdienst, gab das Negativ in einen Umschlag, adressierte ihn, und brachte ihn zur Post.

Tage vergingen. Der Karton blieb geöffnet auf dem Tisch liegen.

Als die Mail mit den gescannten Bildern kam, war es früher Vormittag. Herr Kraus setzte sich vor den Bildschirm, klickte den Anhang.

Die Bilder öffneten sich langsam.

Die ersten zeigten eine Straße im Schatten hoher Linden, einen Fahrradlenker im Vordergrund, Kinder mit bunten Kleidern, ein älterer Herr mit Hut.

Dann das vierte Bild.

Er vergrößerte es.

Es zeigte eine kleine Gartenfeier. Ein Holztisch mit weißen Tassen, eine Tischdecke mit Blumenmuster. Vier Personen. Zwei davon kannte er sofort: sich selbst, deutlich jünger, und eine Frau mit halblangen Haaren, die den Kopf gerade zu ihm drehte.

Sie hatte ein Glas in der Hand. Er war im Begriff, etwas zu sagen.

Im Hintergrund, leicht im Schatten eines Baums, stand eine weitere Person.

Er musste zweimal hinsehen.

Er hatte geglaubt, diese Person sei nicht dabei gewesen. In seiner Erinnerung war sie nie Teil dieses Tages.

Aber dort stand sie, klar erkennbar. Nicht am Rand, nicht zufällig – sondern ruhig, mit Blick auf die Szene.

Er betrachtete das Bild lange.

Etwas in seinem Inneren verschob sich. Kein Schock, keine Unruhe – eher ein feines Innehalten.

Die Geschichte, die er über diesen Tag mit sich getragen hatte, war plötzlich nicht mehr vollständig.

Nicht falsch – nur nicht ganz.

Er rief die anderen Bilder auf, prüfte jedes Detail. Kleidung, Schatten, Ausrichtung. Es war eindeutig derselbe Tag.

Er kehrte zum vierten Bild zurück, ließ es groß auf dem Bildschirm stehen.

Die Frau am Tisch, ihr Ausdruck, die Haltung seiner eigenen Hände – es sah aus wie ein Gespräch in Bewegung, wie ein Moment zwischen Worten.

Und im Hintergrund: der stille Zeuge.

Er erinnerte sich nicht daran, dass diese Person überhaupt fotografiert worden war. Nicht an diesen Tag, nicht in diesem Moment.

Aber nun war sie da – sichtbar, still, unausweichlich.

Er speicherte das Bild, druckte es auf mattem Fotopapier aus, schnitt die Ränder sauber zu. Dann legte er es neben die anderen Fotos zurück in den Karton.

Dort, wo vorher das Negativ gelegen hatte, lag nun dieses neue Bild.

Es fühlte sich an wie ein Fundstück aus einer Geschichte, die sich selbst ergänzt hatte.

Nicht durch Worte, nicht durch Erinnerung – sondern durch ein Stück Licht, das sich auf Film gebrannt hatte.

Am Nachmittag stellte er den Karton wieder zurück ins Regal. Nicht ganz oben, nicht ganz hinten – sondern dort, wo er ihn leicht wieder erreichen konnte.

Er war nicht aufgewühlt. Nicht traurig. Nur wach.

Ein Bild hatte sich gezeigt, das lange verborgen gewesen war.

Und mit ihm ein Stück Wirklichkeit, das nie ganz weg gewesen war. Nur still.

Jetzt war es zurückgekehrt.

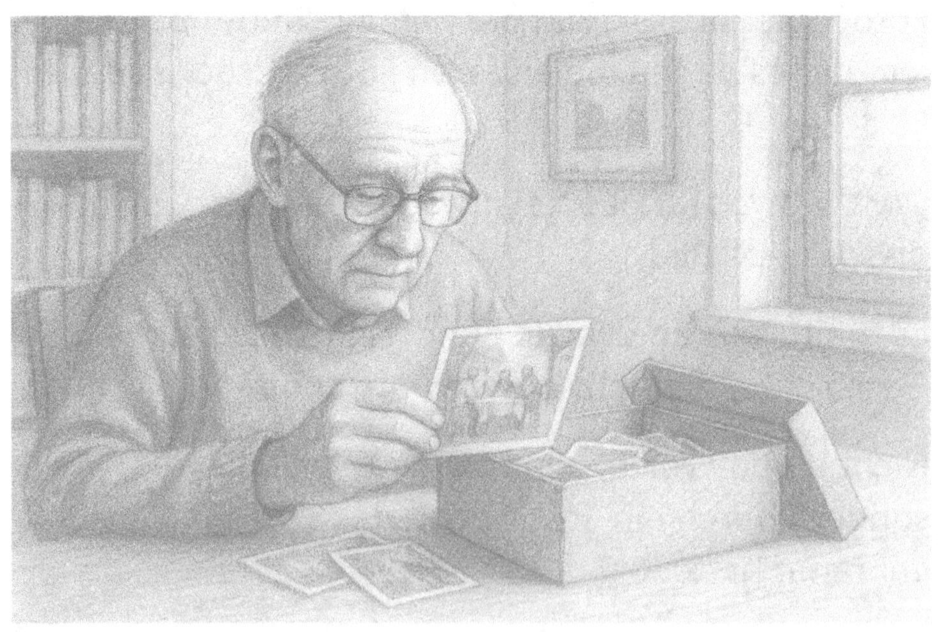

Der Baum mit dem Herz

Hinter dem alten Haus stand eine Linde. Sie war hochgewachsen, mit einem mächtigen Stamm, der sich in zwei starken Hauptästen teilte. Ihr Laub war dicht, die Rinde gefurcht, von Flechten bedeckt.

Im Schatten dieses Baumes lag der kleine Garten, leicht verwildert, aber lebendig. Klee wuchs zwischen den Platten, Gänseblümchen streckten sich in alle Richtungen.

An diesem Nachmittag, als die Sonne flach durch das Geäst fiel, spielte die Enkelin auf der Wiese. Barfuß, mit einem kleinen Holzkorb in der Hand, sammelte sie Gras und Blüten.

Ihr Blick fiel auf den Stamm der Linde.

In der Rinde war ein Herz eingeritzt. Schon alt, an den Rändern verwachsen, aber noch deutlich zu erkennen.

In der Mitte standen zwei Buchstaben – ein „E" und ein „R", mit einem „+" dazwischen.

Sie betrachtete das Zeichen eine Weile, strich mit den Fingern darüber. Dann lief sie ins Haus, holte ihren Großvater.

Der alte Mann trat hinaus, langsam, mit vorsichtigen Schritten. Er ging nicht oft in den Garten, aber heute ließ er sich Zeit.

Er blieb vor dem Baum stehen, betrachtete die Rinde, legte die Hand auf das verwachsene Herz.

Seine Finger blieben dort liegen, regungslos.

Der Nachmittag veränderte sich. Die Geräusche wurden leiser, die Luft schwerer vom Duft der Lindenblüten.

Die Enkelin stand neben ihm, wartete nicht auf eine Antwort.

Der Großvater sagte nichts.

Aber in seiner Haltung lag etwas, das deutlicher war als jedes Wort.

Er nahm die Hand von der Rinde, setzte sich auf die Bank unter dem Baum. Die Enkelin setzte sich zu ihm.

Ein Windhauch fuhr durch die Zweige. Blätter raschelten, kleine gelbe Blüten fielen wie Schnee.

Die Initialen im Stamm waren alt. Nicht mehr frisch eingeschnitten, aber auch nicht ganz verschwunden. Sie hatten sich mit dem Baum bewegt, mit ihm gewachsen, sich verändert.

„E + R".

Die Enkelin deutete darauf, blickte zu ihm auf.

Er antwortete nicht, aber sein Blick blieb auf dem

Zeichen.

Die Geschichte, die dort eingeschrieben war, lag nicht in seinen Worten. Sie lag in der Art, wie er den Kopf neigte, in der Ruhe seines Atems, in der Wärme seiner Hände.

Der Baum hatte vieles gesehen.

Er hatte grüne Sommer getragen, stürmische Nächte, erste Fröste. Er hatte Kinderstimmen gehört, Regentropfen auf seinen Blättern gespürt, Sonnenlicht in seinem Geäst getragen.

Und irgendwann – vor langer Zeit – hatte jemand ein Herz in seine Rinde geschnitten.

Nicht grob, nicht tief – nur fest genug, damit es blieb.

„E + R".

Zwei Buchstaben. Zwei Menschen.

Vielleicht war es ein Sommertag gewesen. Vielleicht ein Abend nach dem Regen. Vielleicht hatten zwei junge Hände sich ein Messer geteilt, gelacht, gezögert, dann geschnitten.

Was daraus geworden war, wusste der Baum.

Was geblieben war, konnte man sehen.

Der Großvater saß still.

Seine Augen lagen auf dem Punkt, wo das Herz langsam in die Rinde überging. Nicht mehr ganz sichtbar, nicht mehr ganz zu fassen.

Die Enkelin strich ein Gänseblümchen glatt, legte es auf die Bank.

Der Wind wurde sanfter, trug das Summen einer Biene vorbei.

Im Haus schlug die Uhr die volle Stunde.

Nichts an diesem Tag war ungewöhnlich. Und doch veränderte sich etwas.

Denn auf dem Weg zurück ins Haus, als der Großvater wieder aufstand, drehte er sich noch einmal um.

Sein Blick ging zum Baum.

Und er lächelte.

Nicht groß. Nur kurz.

Aber es war ein Lächeln, das nicht der Gegenwart gehörte.

Es war das stille, weiche Lächeln eines Menschen, der etwas in sich trägt, das niemand mehr sehen kann – und doch da ist.

Ein Lächeln, das sagt: Es war. Und es ist noch immer.

Der Regen im Sommer

Es war einer dieser Sommertage, an denen die Luft sich beinahe auf der Haut ablegte – warm, weich, schwer. Im Garten des Pflegeheims bewegte sich kaum etwas. Die Blumen standen aufrecht, das Laub glänzte von der Hitze, und über den Wiesen flirrte die Luft.

Ein paar Bewohner saßen auf der Terrasse unter dem großen Schirm. Andere hielten sich im Schatten des Ahornbaums auf, in weißen Holzstühlen mit Kissen, in Decken gehüllt, obwohl es warm war. Die Stimmung war ruhig, fast schläfrig.

Die Wolken kamen langsam. Erst waren sie fern, nur ein dunkler Streifen am Horizont. Dann stiegen sie höher, schoben sich übereinander, wurden dichter, grauer.

Niemand sagte etwas.

Ein leichter Windhauch fuhr über das Gras, ließ das Gartentor kurz klappern. Die Luft veränderte sich.

Dann kam der erste Tropfen.

Er fiel auf das Geländer der Terrasse – mit einem leisen, klaren Ton.

Der zweite traf ein Buch auf dem Schoß einer Bewohnerin.

Der dritte landete auf einer Glatze, perlte ab wie auf Stein.

Dann wurden es mehr.

Der Regen kam nicht heftig, nicht stürmisch. Er kam gleichmäßig, überraschend kühl, mit einem Geräusch, das alles veränderte: das Rascheln auf Blättern, das Trommeln auf Holz, das Prasseln auf Erde.

Einige rollten ihre Decken zusammen, zogen sich zurück, schoben sich langsam mit Rollatoren unter das Vordach.

Andere blieben sitzen.

Und dann stand jemand auf.

Barfuß, mit nackten Füßen auf den nassen Platten.

Ein zweiter folgte. Dann ein dritter.

Ohne zu sprechen, ohne Ankündigung, traten sie hinaus auf die Wiese.

Der Rasen war weich vom Regen, der Boden warm darunter.

Der Himmel war grau, aber nicht dunkel.

Tropfen glitten über Gesichter, liefen in Falten, sammelten sich auf Nasenspitzen, verschwanden im Stoff.

Die ersten Schritte waren vorsichtig.

Dann wurden sie weiter. Leichter.

Einige drehten sich. Hoben die Arme.

Ein Mann warf den Kopf zurück und lachte. Kein Schrei, kein Ruf – nur dieses offene, helle Lachen, das aus dem ganzen Körper kam.

Eine Frau ließ ihre Schuhe zurück, stieg mit geschlossenen Augen durch das Gras, ihre Hände in der Luft.

Der Regen fiel auf sie alle.

Er durchnässte Hemden, tränkte Haare, klebte Stoff an die Haut.

Und doch wich niemand zurück.

Sie gingen über den Rasen, drehten sich im Kreis, ließen das Wasser über sich fließen wie ein Geschenk.

Eine Pflegekraft trat an die Terrassentür, blieb stehen, rührte sich nicht. Dann holte sie ein Handtuch – und kam lächelnd mit hinaus.

Die Tropfen tanzten auf jeder Oberfläche. Auf den Gartenstühlen, auf den Rosenblättern, auf den Händen, die jetzt durch die Luft glitten.

Für einen Moment war alles eins: Himmel, Wasser, Erde, Haut.

Kein Alter, keine Uhrzeit.

Nur Bewegung.

Die Zeit dehnte sich.

Dann ließ der Regen langsam nach.

Er wurde feiner, verlor seine Dichte, wurde zu einem Schleier, der sich bald auflöste.

Die Kleidung klebte an den Körpern. Die Haare tropften. Die Brillen waren beschlagen.

Aber keiner klagte.

Einige standen einfach still da. Andere setzten sich in den nassen Rasen, spürten das Wasser auf den Händen, im Nacken, auf den Wangen.

Sie lachten.

Nicht laut, nicht schrill – sondern offen, tief, wie von innen heraus.

Und mit dem Lachen kam etwas zurück, das längst still geworden war: ein Gefühl von Leichtigkeit, das keiner erklären musste.

Die, die zuvor im Schatten geblieben waren, blickten nun hinaus. Einige klatschten leise, andere winkten.

Der Himmel hellte sich auf.

Zwischen den Wolken öffnete sich ein Streifen Licht, der über den Garten wanderte, wie ein Versprechen.

Dann kamen die ersten zurück auf die Terrasse.

Langsam, barfuß, mit nassen Kleidern, aber aufrechtem Schritt.

Die Pflegekraft verteilte Handtücher, trocknete Schultern, half beim Abziehen nasser Socken.

Doch niemand wollte sofort hinein.

Sie blieben noch, standen oder saßen, dampften leicht in der warmen Luft.

Und als der Regen ganz aufgehört hatte, als nur noch Tropfen von den Blättern fielen, war der Garten nicht mehr derselbe.

Er war heller geworden. Weiter.

Ein paar Schuhe standen vergessen im Gras. Ein Regenschirm lag geschlossen auf der Bank.

Und in den Gesichtern derer, die getanzt hatten, lag ein Glanz, der nicht vom Regen kam.

Sondern von dem, was sie sich erlaubt hatten:

Für einen Moment einfach nur da zu sein. Frei.

Die Pfotenspuren im Flur

Der Regen hatte gegen Mittag begonnen, sanft und gleichmäßig. Erst ein Rauschen in den Bäumen, dann Tropfen auf den Fensterscheiben, ein dunkler Schimmer auf den Gartenplatten. Es war ein warmer Regen, der die Luft nicht kühlte, sondern sättigte – mit Erde, Blattgrün und Sommerduft.

Im Haus war es still. Die Fenster standen halb geöffnet, ein feiner Luftzug bewegte die Vorhänge, und aus der Küche roch es noch schwach nach Tee.

Als Frau Linde den Flur betrat, blieb sie stehen.

Auf den hellen Fliesen zeichneten sich dunkle Spuren ab – kleine, runde Abdrücke, nebeneinander, leicht versetzt, mit winzigen Krallen am Rand.

Pfotenspuren.

Sie führten von der Hintertür zur Wohnzimmertür, verschwanden dort im Teppich.

Frau Linde bückte sich langsam, fuhr mit dem Finger über einen der Abdrücke. Noch feucht, schlammig. Frisch.

Im Haus lebte kein Tier.

Sie richtete sich auf, blickte zur Hintertür. Der Riegel war lose eingehakt, die Tür einen Spalt weit offen.

Draußen tropfte das Regenwasser von der Dachrinne auf den Boden. Ein Stück der Matte war nass, ein Trittabdruck neben dem Blumentopf.

Aber kein Tier war zu sehen.

Frau Linde schloss die Tür, nahm ein Tuch und wischte die Spuren fort. Dann ging sie zum Wohnzimmerfenster, schob die Gardine beiseite und sah hinaus.

Der Garten glänzte vom Regen. Die Beete waren dunkel, der Rasen gesprenkelt mit kleinen Wasserlachen.

Unter der Gartenbank war Bewegung.

Ein Schatten huschte ins Blickfeld, duckte sich, blieb reglos.

Frau Linde öffnete vorsichtig das Fenster. Der Regen hatte nachgelassen, die Tropfen fielen seltener, doch das Holz der Bank war dunkel vor Nässe.

Unter ihr hockte eine Katze.

Schmal, grau getigert, mit dunklem Rücken und weißen Pfoten. Ihr Fell war nass, die Ohren lagen flach. Die Augen groß, unbewegt.

Sie hatte sich eingerollt, so gut es ging, doch der Wind zog unter die Bank, und das Wasser tropfte ihr auf den Rücken.

Frau Linde blieb still. Sie rührte sich nicht, sprach nicht, beobachtete nur.

Dann schloss sie das Fenster leise und ging nach oben.

Im Wäscheschrank lag eine alte Wolldecke – nicht mehr schön, aber weich. Im Abstellraum fand sie einen Karton, etwas zu groß, aber stabil.

Sie trug beides nach draußen, stellte den Karton unter die Gartenbank, legte die Decke hinein, glatt und trocken.

Die Katze rührte sich nicht, auch nicht, als die Hand kurz am Rand der Bank erschien.

Erst als Frau Linde längst wieder im Haus war, kroch sie langsam aus ihrer Ecke, schnupperte am Karton, setzte eine Pfote hinein. Dann die andere.

Die Decke nahm sie auf wie ein zweites Fell.

Der Regen hörte ganz auf. Die Luft blieb schwer, doch die Tropfen versiegten.

Am nächsten Morgen war der Garten trocken. Die Sonne hatte die Wiese getrocknet, die Beete dampften leicht.

Der Karton stand noch da. Die Decke war zusammengerollt, leicht eingedrückt.

Auf der Stufe vor der Hintertür lag ein einzelnes Blatt – und daneben wieder Pfotenspuren.

Frau Linde wischte sie nicht weg.

Sie stellte eine kleine Schale mit Wasser neben die Bank, unter den überstehenden Rand.

Am Nachmittag war die Schale leer.

Die Katze blieb unsichtbar.

Aber der Karton blieb bewohnt.

Manchmal war die Decke etwas verschoben. Manchmal lagen feine Haare auf der Kante. Einmal war ein kleiner Kiesel darin, einmal ein Käfer.

Frau Linde sagte nichts. Sie stellte die Schale regelmäßig neu hin.

Nach drei Tagen legte sie ein kleines Schälchen mit einem Löffel Quark unter die Bank. Es blieb nicht lange unangetastet.

Die Katze zeigte sich selten. Meist nur als Bewegung im Augenwinkel, als Schatten am Rand. Aber sie war da.

Nicht laut, nicht zahm, aber gegenwärtig.

Frau Linde stellte ein zweites Kissen in den Karton. Nicht, weil sie musste. Sondern weil es passte.

Eines Abends, als der Himmel sich rot färbte, saß die Katze auf der Bank. Nicht mehr darunter. Sie sah zum Fenster hin, still, mit leicht gesenktem Kopf.

Frau Linde erwiderte den Blick durch das Glas. Keine Bewegung, kein Winken – nur das Wissen, dass man sich sah.

Die Katze sprang nicht davon.

Sie blieb.

Und das genügte.

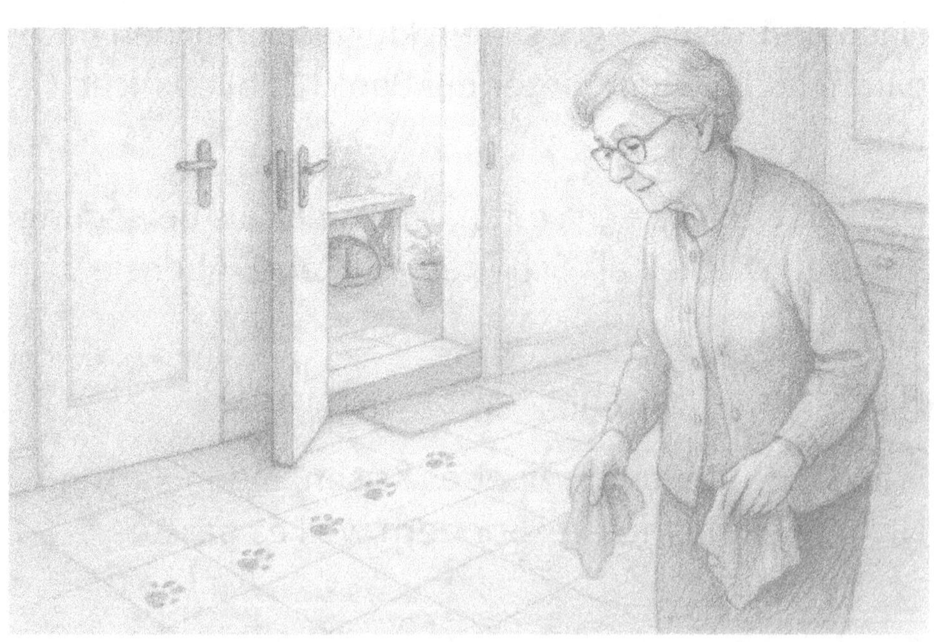

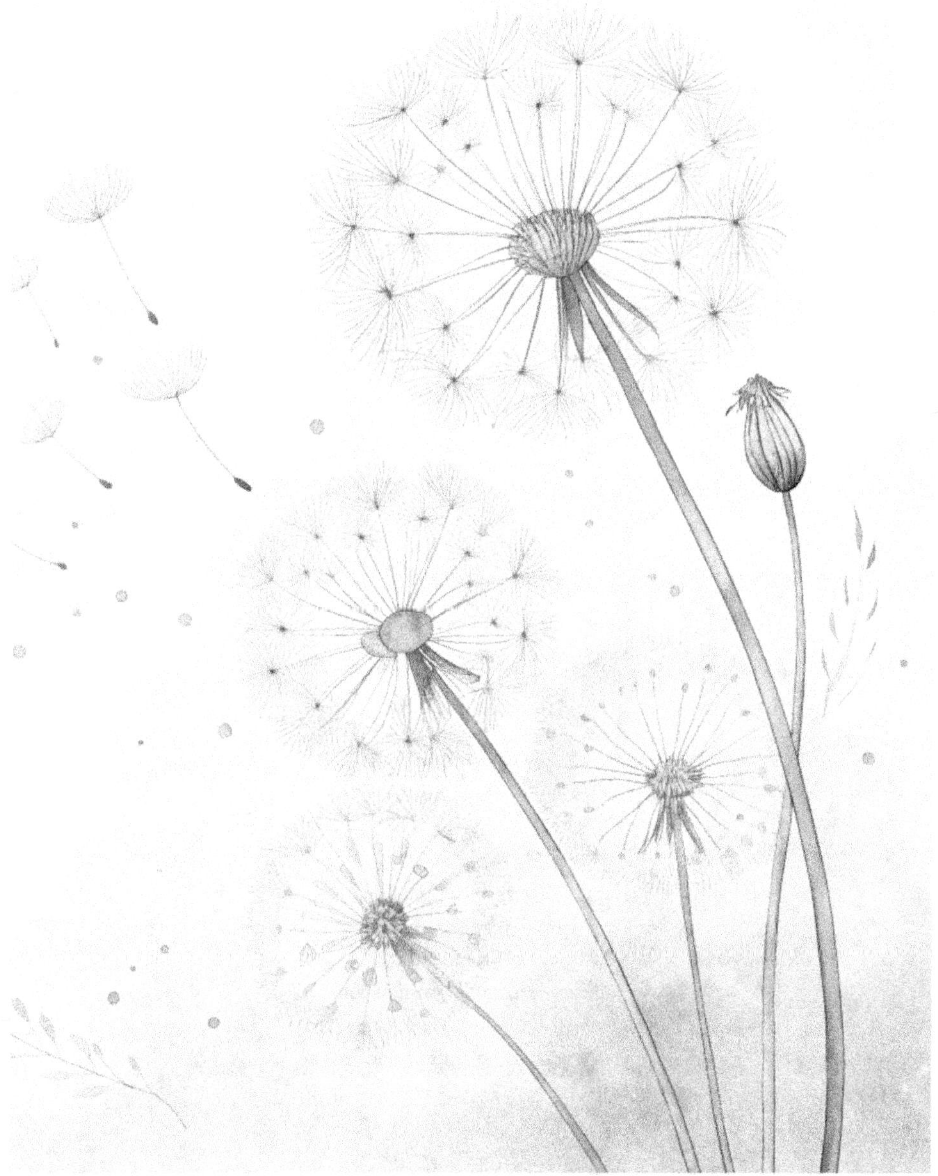

Kontakt:
Alexander Franz
Otto-Hahn-Straße 146
97218 Gerbrunn
alexanderfranz94@gmail.com

Covergestaltung: Alexander Franz